TRAITEMENT

DE LA

TUBERCULOSE

PAR LES SELS DE CUIVRE

PAR

Ernest LUTON

ANCIEN INTERNE DES HOPITAUX DE REIMS
INTERNE PROVISOIRE DES HOPITAUX DE PARIS
(ENFANTS-MALADES 1891. — BERCK-SUR-MER 1893)

———

PARIS

G. STEINHEIL, ÉDITEUR

2, RUE CASIMIR-DELAVIGNE, 2

—

1894

TRAITEMENT

DE LA

TUBERCULOSE

PAR LES SELS DE CUIVRE

TRAITEMENT

DE LA

TUBERCULOSE

PAR LES SELS DE CUIVRE

PAR

Ernest LUTON

ANCIEN INTERNE DES HOPITAUX DE REIMS
INTERNE PROVISOIRE DES HOPITAUX DE PARIS
(ENFANTS-MALADES 1891. — BERCK-SUR-MER 1893)

PARIS

G. STEINHEIL, ÉDITEUR

2, RUE CASIMIR-DELAVIGNE, 2

1894

TRAITEMENT
DE LA TUBERCULOSE

PAR LES SELS DE CUIVRE

INTRODUCTION

L'emploi du cuivre en thérapeutique n'est pas nouveau, et nous n'y suffirions pas si nous prenions à tâche de refaire l'histoire de ce médicament en général ; mais on ne peut nier que l'application des sels de cuivre au traitement de la tuberculose, prise, abandonnée et reprise, n'a jamais eu l'importance que lui a donnée M. le Dr A. Luton, mon père, qui, depuis l'année 1885, n'a plus cessé d'en poursuivre la démonstration, en l'appuyant sur des faits désormais indiscutables.

Ces études appartiennent à l'histoire de la thérapeutique, et elles nous ont servi de guide dans nos propres recherches. Nous aurons à leur faire de nombreux emprunts.

On peut dire que cette restauration en faveur des sels de cuivre a coïncidé avec l'éveil des doctrines microbiennes. Il est évident que l'idée d'une cause spécifique pour les maladies implique l'emploi d'un remède spécifique. C'est une affaire d'antagonisme, d'antidotisme ; et cette manière de voir est autrement féconde que la seule considération du symptôme dans l'établissement d'un traitement soi-disant rationnel.

Jusqu'à l'heure où Koch découvrit son bacille, et en dépit des belles recherches de Villemin, on pouvait encore douter de la curabilité d'une maladie dont la nature était entièrement méconnue. Mais lorsqu'enfin la lumière se fut faite dans les esprits, on a pu marcher en connaissance de cause, sachant que dans le problème posé, l'un des termes était connu, et avec l'espoir que l'autre terme ne tarderait pas à constituer le dualisme voulu, pour réaliser toute question thérapeutique bien établie.

Pourquoi le cuivre plutôt qu'une autre substance ? Ici l'empirisme joue son rôle : ce fut affaire de tradition et de tâtonnements. M. Luton a raconté comment il était parti de la liqueur de Vilatte pour la réduire à l'un de ses éléments principaux : l'acétate de cuivre. Ici il y aurait bien à invoquer quelqu'un de ces principes nouveaux qu'on tente d'introduire en thérapeutique, et qui ramènent la question à des données de poids atomique, de chaleur spécifique, etc., et dont on trouve d'intéressantes applications dans le *Traité de Thérapeutique* de Launter Brunton. Mais de ce côté les choses sont trop peu avancées, pour qu'il nous soit permis d'y insister.

Etant donnée la notion du bacille de Koch, comme point de départ à cette thèse, nous dirons que le fait des localisations n'est plus que secondaire. La tuberculose est une maladie universelle, se manifestant partout dans tous les organes, dans tous les tissus, avec son caractère univoque de maladie infectieuse, ne reconnaissant partout et toujours qu'une seule et même cause, le *bacillus tuberculosus*. Aussi dans nos recherches n'avons-nous eu pour motif de préférence, que l'ordre dans lequel les cas se sont présentés à notre observation. Donc, point de tuberculose chirurgicale, point de tuberculose médicale, du moins en principe. Cependant nous devons avouer que personnellement ce sont les cas dits chirurgicaux que nous avons surtout étudiés. C'est dans le service de M. le Dr de Saint-Germain, dont nous avons été l'interne provisoire, que nous avons fait nos premières recherches, et c'est sous son patrónage, que nous avons publié plusieurs faits de coxalgie traités et guéris par les injections cupriques. Plus tard, en dernier lieu, c'est à Berck-sur-Mer, sous la direction de M. le Dr Ménard, que nous avons complété, du moins en partie, nos recherches poursuivies dans le même sens. Quant au côté médical de la question, c'est sous la direction même de M. Luton que nous l'avons connu et étudié ; et c'est à lui qu'il faut faire remonter la responsabilité de ce que nous avons avancé sur ce sujet. En pareille matière, nous ne pouvions nous adresser à une autorité plus compétente.

Mais avant d'entrer dans le développement de notre sujet, nous devons remercier M. le Professeur Brouardel, dont nous avons été l'élève, d'avoir bien voulu accepter la présidence de cette thèse. C'est un honneur dont nous sentons tout le prix.

Nous saisissons avec empressement l'occasion qui nous est offerte, d'adresser également nos remerciements à M. le Dr de Saint-Germain, chirurgien de l'hôpital des Enfants-

Malades, et à M. le Dr Ménard, chirurgien de l'hôpital maritime de Berck-sur-Mer, pour les nombreuses marques de sympathie et les encouragements précieux que nous en avons reçus.

Que nos autres maîtres dans les hôpitaux, Mr le Professeur Hayem, dont nous avons été l'interne provisoire, pendant trop peu de temps à notre gré, Mr le professeur Proust, MM. les Drs Duguet, Troisier, Marfan, professeurs agrégés, MM. les Drs D'Heilly, J. Simon, Audhoui, Brault et Mathieu, soient assurés de toute notre reconnaissance, pour les excellentes leçons qu'ils nous ont données. Nous avons terminé nos études chez M. le Dr Jalaguier, professeur agrégé, chirurgien de l'hôpital Trousseau, et nous tenons à le remercier de la bienveillance qu'il nous a montrée, pendant les trois mois que nous avons passés dans son service.

Nous ne pouvons oublier ce que nous devons à l'Ecole de Reims : c'est là que nous avons commencé nos études médicales, et que nous avons puisé les principes que notre séjour à Paris n'a fait que développer. Que nos premiers maîtres reçoivent ici l'expression de notre profonde gratitude !

Division du sujet.

Dans une Première partie nous étudierons, après quelques mots d'*Historique*, la *Matière médicale*, comprenant l'indication des *agents thérapeutiques* que nous mettrons en usage ; la *forme* sous laquelle il est préférable de les employer ; enfin la *manière dont ils se comportent* en présence de la tuberculose.

Dans une Seconde Partie, nous passerons en revue les différents cas que nous avons soumis à la médication cuprique, et les résultats que nous avons obtenus, en les appuyant sur des observations prises aussi bien parmi les manifestations dites chirurgicales que parmi les localisations viscérales du bacille.

Enfin nous poserons des Conclusions générales.

PREMIÈRE PARTIE

MOYENS D'ACTION

CHAPITRE PREMIER

Historique.

Bien des discussions se sont élevées au sujet de la toxicité du cuivre et cependant, malgré le mauvais renom qui s'est attaché si longtemps à ce métal et que Galippe s'est efforcé de faire disparaître, ses principaux sels ont été administrés dans un grand nombre de maladies. C'est principalement dans les affections chroniques, dans les diathèses, que l'on en a fait usage, mais d'une façon quelque peu incohérente, et surtout pour combattre certains symptômes.

C'est ainsi que Swédiaur, Simmons et plusieurs autres médecins anglais et américains, ont eu recours au sulfate de cuivre associé à l'ipéca comme vomitif dans la phthisie pulmonaire, que certains médecins allemands l'ont employé dans les maladies des organes respiratoires avec sécrétions pathologiques abondantes, telles que bronchorrhée, phthisie laryngée et pulmonaire, et toujours avec la pensée de combattre non la maladie, mais le symptôme, en se servant des propriétés physiologiques du cuivre.

D'après le même principe, nous voyons que la liqueur de Vilatte a été empruntée à la médecine vétérinaire, et qu'elle est employée de nos jours dans le but de cicatriser les trajets fistuleux et les cavités d'abcès ossifluents.

Payan a utilisé une pâte de sulfate de cuivre comme escharotique dans certaines affections de la peau, parmi lesquelles nous trouvons le lupus. En Allemagne, l'oxyde noir de cuivre, employé comme topique, a donné de bons résultats dans la scrofule, et Hoppe de Bâle en a constaté les heureux effets comme fondant d'engorgements glandulaires volumineux.

En France, le cuivre, au point de vue qui nous occupe, a eu peu de partisans. Guersent cependant a recommandé son emploi dans l'hypertrophie ganglionnaire chez les sujets scrofuleux et rachitiques ; et encore attachait-il plus d'importance à l'ammoniaque qu'il associait au cuivre qu'à ce métal même.

Il faut arriver à l'année 1885 pour voir le cuivre entrer dans la thérapeutique de la tuberculose, et s'attaquer directement à la lésion et au bacille. C'est à cette époque que M. Luton (de Reims) a été amené à reprendre l'étude du cuivre à un point de vue plus élevé que celui où l'on se plaçait auparavant, et à rechercher si ce métal ne pouvait prétendre à une place plus importante que celle qui lui était assignée. Les nombreuses tentatives auxquelles il n'a cessé de se livrer jusqu'à présent, lui ont permis de conclure que le cuivre, comme le mercure, était un agent thérapeutique de premier ordre, et que, si quelques points étaient encore douteux, ils ne tarderaient pas avec le temps à être complètement éclaircis.

Voici la liste des principaux travaux que M. Luton a publiés sur ce sujet. Nous citerons particulièrement son premier mémoire (*Union médicale du Nord-Est*, décembre 1885); puis d'année en année parurent successivement d'autres articles confirmant les résultats de ce premier travail; en mars 1886, en février 1887 ; puis en décembre 1890, en mars 1891, et dans la *Revue générale de clinique et de thérapeutique* en septembre 1887. Enfin notons encore deux communications, l'une au Congrès de la tuberculose en 1888, l'autre au Congrès de thérapeutique en 1889.

En janvier 1890, nous trouvons dans le *Bulletin médical des Vosges*, un travail de M. Liégeois, de Bainville-aux-Saules. Celui-ci vient confirmer quelques-unes des assertions de M. Luton, en particulier en ce qui concerne les formes ganglionnaire et strumeuse de la tuberculose.

Enfin, l'année dernière nous avons eu la bonne fortune d'avoir comme chef de service M. le Docteur de Saint-Germain, chirurgien de l'hôpital des Enfants-Malades. Grâce à lui, nous avons pu appliquer la médication cuprique dans son service et, fort de ses encouragements, nous avons pu apporter en décembre 1892 de nouveaux faits à l'appui de ceux que M. Luton avait déjà publiés (*Revue mensuelle des maladies de l'enfance*) (1).

Aujourd'hui nous venons faire un exposé aussi complet que possible de la méthode, montrer les résultats déjà obtenus, et indiquer, suivant les différentes formes de la tuberculose, la manière dont le cuivre doit être appliqué, et comment on peut obtenir la guérison dans un grand nombre de cas.

(1) M. le Docteur Filleau vient de publier un travail sur le même sujet dans la *Clinique Française* (décembre 1893). Ses conclusions, basées sur un grand nombre d'observations de tuberculoses médicales et chirurgicales, confirment pleinement les nôtres.

CHAPITRE II

Matière médicale.

ART. Ier. — AGENTS THÉRAPEUTIQUES.

En principe tous les sels de cuivre peuvent être employés contre la tuberculose ; cependant tous ne conviennent pas également pour cet effet. Etant donné les propriétés irritantes de quelques-uns d'entre eux, il importe d'accorder la préférence aux préparations dans lesquelles ces inconvénients sont le plus possible atténués. Quant à la toxicité de ces sels, outre que celle-ci est discutable en elle-même, nous nous tenons toujours au-dessous de ce danger par suite de la réduction des doses mises en usage.

1° Ce premier moyen d'atténuation est tout simple et tout naturel ; et on se fera une idée juste de notre prudence, lorsqu'on apprendra que notre dose moyenne est d'un centigramme. Disons pour fixer les esprits que notre unité thérapeutique est 1 centigramme d'acétate neutre de cuivre (Verdet).

2° Le second mode d'atténuation consiste à rendre insoluble le sel de cuivre employé. Peu de ces sels sont dans ce cas ; mais il en est un surtout qui remplit cette condition, c'est le phosphate tribasique de cuivre. Outre cette insolubilité, il présente un autre avantage, c'est de se tenir, au moment de sa précipitation dans un milieu convenable, à l'état dit *colloïde*. Sous cette forme, ce sel se tient en suspension dans un liquide un peu visqueux, tel que potion gommeuse ou glycérine. Pour les injections hypodermiques, M. Luton n'a trouvé rien de mieux que ce fluide colloïdal : les aiguilles moyennes le laissent très bien passer, sous une faible pression. Son dosage est aussi facile à régler : il suffit pour cela de prendre pour point de départ le titre de la solution d'acétate de cuivre que l'on veut précipiter à l'aide de la solution de phosphate de soude. Il faudra seulement que cette dernière soit employée en léger excès.

On obtient ainsi un fluide assez épais, d'une belle couleur de turquoise, inaltérable, se séparant à la longue en deux couches, mais que la plus légère agitation rétablit dans son homogénéité première. En raison de l'insolubilité du phosphate de cuivre, il faut se garder de filtrer ce mélange ; aussi ne doit-on employer que des produits d'une grande pureté. Ici le sel de cuivre se montre à l'état naissant, ce qui lui donne une plus grande activité, sans qu'il soit plus irritant pour cela.

3° Il existe encore une préparation, plus ou moins analogue à celle dont il vient d'être question, c'est le *serum cuprique*. Dans cette préparation, le sel de cuivre se montre aussi atténué que possible ; et outre qu'il communique au serum qui lui sert de véhicule ses propriétés de sel de cuivre, il retire de son mélange avec le phosphate de soude, des propriétés en quelque sorte exaltées dans le sens dynamique, qui en font un moyen des plus précieux à employer dans la tuberculose chronique. Du reste le sel de cuivre peut y figurer en proportions variables, bien que nous recommandions de se tenir toujours dans un dosage inférieur.

4° M. Luton a encore mis en usage l'acétate de cuivre ammoniacal. Sous cette forme, le sel de cuivre est moins irritant que tout pur, et même on lui a reconnu des propriétés quelque peu hypothermisantes.

5° Une dernière forme d'atténuation consiste dans l'association du cuivre et du tannin. Non seulement on emploiera ici les proportions voulues pour la précipitation totale du cuivre ; mais encore on fera intervenir un excès de tannin, comme pour délayer le sel cuprique. Par exemple on ajouterait à 25 centigrammes de tannin 1 centigramme d'acétate de cuivre. On comprend facilement le sens de cette association, dans laquelle les propriétés spéciales du sel de cuivre sont singulièrement dissimulées au point de vue des effets physiologiques.

Art. II. — Modes d'emploi.

Les préparations doivent être appropriées au mode d'emploi qu'elles reçoivent. Trois cas sont à distinguer : l'usage externe, l'usage interne, et l'injection hypodermique.

A. L'usage externe comprend les *lotions*, les *pommades*, les *bougies*, etc.

1° Les *lotions*, qui s'appliquent surtout aux plaies, ulcères, maux d'yeux, etc., tous cas dominés par la notion de la tuberculose ou de la scrofule, consistent exclusivement dans une solution d'acétate de cuivre et d'eau distillée. Le dosage sera aussi affaibli que possible. Nous considérons la proportion du millième comme trop forte dans certains cas. Nous donnerons les raisons de ce fait en parlant des effets physiologiques de nos préparations. La proportion du deux millième est souvent suffisante.

2° Nous en dirons autant des *pommades* formées de vaseline blanche et d'acétate de cuivre, et qui seront tenues dans les mêmes degrés d'affaiblissement.

3° Les *bougies*, nécessaires quelquefois pour pénétrer dans les trajets fistuleux, s'établissent dans les mêmes conditions que les préparations correspondantes de chlorure de zinc. On pétrit une pâte de farine de froment avec une solution d'acétate de cuivre, réduite aux proportions voulues.

4° Les *collyres* se préparent d'une façon analogue, mais avec un soin tout particulier. Ils peuvent être gras ou liquides, mais avec l'obligation absolue de tomber aux doses réduites du deux millième tout au plus.

B. Pour l'usage interne, c'est-à-dire pour les *potions*, les *pilules*, les *poudres*, les mêmes restrictions sont applicables.

1° Dans les *potions* de 125 grammes, l'acétate de cuivre peut figurer dans la proportion de 3 à 5 centigrammes, suivant l'âge du malade ; mais n'étant administrées que par cuillerées à bouche à des intervalles variables, on voit que le dosage reste toujours dans les limites de la plus grande prudence. D'ailleurs les cas, dans lesquels la potion est mise en usage, n'en comportent pas longtemps l'emploi ; et on la cesse bien avant que les inconvénients se produisent.

2° Les *pilules* renferment presque invariablement 1 centigramme d'acétate de cuivre. L'excipient peut beaucoup varier : extrait de noyer, extrait thébaïque, phosphate de soude, etc. Bien qu'inférieure à l'injection, la pilule est bien la forme dont l'emploi est le plus commode et le plus usité.

3° Les *poudres* ont surtout l'avantage de pouvoir se donner en cachet, et d'offrir l'acétate de cuivre atténué, délayé dans n'importe quelle poudre inerte. Le véhicule peut aussi être actif : par exemple dans le mélange déjà cité d'acétate de cuivre et de tannin.

C. Mais c'est principalement sous forme d'injection hypodermique que les sels de cuivre ont été employés : 1 centigramme d'acétate de cuivre dans 1 gramme d'eau distillée constitue une injection possible, tolérable, sans inconvénient aucun ; cependant c'est surtout pour cet usage que M. Luton a choisi le *phosphate de cuivre à l'état colloïde* ; et jusqu'ici cette préparation a répondu à tout ce qu'on attendait d'elle. C'est également en injections hypodermiques que le *serum cuprique* est introduit dans l'organisme. De même l'*acétate de cuivre ammoniacal* a été employé depuis peu par M. Luton en injection. Il est aussi bien toléré que le phosphate, et il a sur lui l'avantage d'une plus facile et d'une plus prompte préparation. Il importe ici qu'il n'y ait pas d'ammoniaque en excès, de peur de provoquer une eschare.

L'injection peut se pratiquer en n'importe quel point du corps ; mais c'est véritablement la région rétrotrochantérienne qui est le lieu d'élection de la piqûre. Elle doit être faite assez profondément et une canule de longueur ordinaire sera enfoncée autant que possible. Il est inutile d'insister sur les précautions antiseptiques ordinaires : lavage de la région, flambage de l'aiguille, etc. L'injection faite, on applique une couche de collodion sur l'orifice, et on couvre le tout d'un léger pansement.

L'injection est en général peu douloureuse. Parfois on observe cependant une douleur assez vive qui dure à peine quelques heures. Dans certains cas, elle s'accompagne d'une rougeur de la région qui disparaît d'ailleurs rapidement.

A la suite de cette opération, il n'est pas rare de voir persister pendant quelque temps une petite induration au niveau du point injecté. Cette induration peut aboutir, peu fréquemment du reste, à la formation d'un abcès, plus ou moins long à s'ouvrir à l'extérieur ; il est assez habituel de voir son contenu formé d'un magma noirâtre, transformation chimique du sel de cuivre.

Cette complication possible ne doit pas arrêter le praticien et lui faire rejeter de parti pris l'injection hypodermique. Outre que l'abcès peut facilement être évité en badigeonnant la région indurée avec de la teinture d'iode, la profondeur à laquelle on fait l'injection a pour but de parer à cette éventualité.

L'injection ne doit être renouvelée que tous les quinze jours environ ; ce temps paraît nécessaire pour épuiser complètement l'effet de la précédente opération.

Notre chapitre de matière médicale ne serait pas complet si nous ne mentionnions pas une médication adjuvante dont l'importance est considérable au point de vue des suites du traitement. Nous voulons parler des préparations de noyer, tonique sur lequel M. Luton a depuis longtemps rappelé l'attention, et qui donne les meilleurs résultats. Les enfants le prennent plus volontiers que l'huile de foie de morue, et il peut la remplacer lorsqu'ils sont fatigués de ce produit peu agréable, principalement pendant l'été. Enfin on ne devra négliger aucun des moyens qui pourraient concourir au succès du traitement principal.

Art. III. — Formulaire.

Voici quelques formules qui répondent aux différents modes d'emploi des sels de cuivre que nous avons indiqués.

I. — Usage externe.

1° Lotion :

    Pr. Acétate de cuivre . . . . 1 gramme
       Eau distillée . . . . . . 1000 »
    F. sol.

2° Pommade.

    Pr. Vaseline blanche . . . . 30 grammes
       Acétate de cuivre . . . . 3 centigr.
    M.

3° Collyre.

    Pr. Eau distillée . . . . . . 20 grammes.
       Acétate de cuivre . . . . 1 centigr.
    F. sol.

II. — Usage interne.

1° Potions.

    Pr. Acétate de cuivre . . . 3 à 5 centigr.
       Potion gommeuse . . . 125 grammes.
    F. S. A. — Une cuillerée à bouche, d'heure en heure, à jeûn.

Autre formule :

    Pr. Acétate de cuivre . . .   5 centigr.

        Phosphate de soude . .   50   »

        Potion gommeuse . . . 125 grammes.

F. S. A. — Par cuillerée à bouche, d'heure en heure à jeûn.

2° PILULES.

    Pr. Acétate de cuivre . . .   10 centigr.

        Extrait de noyer   50   »

F. S. A. — 10 pilules, 1 ou 2 par jour à jeûn.

Autre formule :

    Pr. Acétate de cuivre . . . .   10 centigr.

        Phosphate de soude . . 50   »

F. S. A. — 10 pilules, 1 ou 2 par jour à jeûn.

3° POUDRE.

    Pr. Acétate de cuivre . . . . 10 centigr.

        Tannin . . . .   2 gr. 50

M. pour 10 cachets.

1 par jour, à jeûn.

III. — Injections hypodermiques.

1° INJECTION AU PHOSPHATE DE CUIVRE COLLOIDAL.

    Pr. 1° Phosphate de soude . .   5 grammes

        Eau glycérinée (à parties

          égales) 60   »

    F. sol.

        2° Acétate de cuivre . . .   1   »

        Eau glycérinée (à parties

          égales) 40   »

    F. sol.

Mêlez les deux solutions sans filtrer.

Un gramme de ce mélange correspond exactement à 1 centigramme d'acétate de cuivre.

C'est l'injection type.

2° Sérum cuprique.

      Pr. 1° Phosphate de soude . . .   5 grammes

         Sulfate de soude. 10   »

         Eau distillée. 90   »

   F. sol.

      2° Acétate de cuivre . . . . 20 centigr.

       Eau distillée. . . . . . . 10 grammes

   F. sol.

Mélangez les deux solutions.

Dans ce mélange, un centigramme d'acétate de cuivre correspond à 5 grammes de sérum.

On peut en injecter à la fois 1, 2, 3, 4, ou 5 grammes.

3° Injection a l'acétate de cuivre ammoniacal.

     Pr. Acétate de cuivre. . . . . 1 gramme

      Eau distillée. 100   »

F. sol. Ajoutez ensuite de l'ammoniaque pure goutte à goutte jusqu'à la disparition du précipité qui se forme d'abord. Eviter l'excès d'ammoniaque.

Dans cette solution, on peut compter 1 centigramme d'acétate de cuivre par gramme d'injection.

IV. — Vin de noyer phosphaté.

     Pr. Vin de malaga. . . . . . 1 litre

      Phosphate de soude . . . 30 grammes

      Extrait de noyer (Grandval) 15   »

P. S. A. Un verre à liqueur avant chaque principal repas.

NOTA. — On peut encore préparer ce vin en remplaçant l'extrait de noyer par l'alcoolature de noyer (60 gr. pour 1 litre de vin).

CHAPITRE III

Action des sels de cuivre chez les tuberculeux.

Art. I. — Considérations générales

Il y a une extrême importance à distinguer les effets
d'une substance mise en rapport avec l'économie. Ces effets sont tout d'abord topiques et s'exercent plus ou moins
énergiquement. C'est ce que Giacomini appelle les effets
mécaniques des médicaments ; ce sont en général des effets d'irritation, pouvant passer par tous les degrés possibles depuis la simple rubéfaction jusqu'à la cautérisation
la plus profonde.

A ces effets succèdent des phénomènes de réaction ou
d'absorption, auxquels peuvent correspondre les troubles
fonctionnels les plus variés : ce sont les effets dits physiologiques qui constituent la base principale de la thérapeutique dite des symptômes.

Mais il reste encore à signaler les effets d'un ordre tout
particulier, dans lesquels on voit une convenance spéciale
s'établir entre le mal et son remède : ce sont les effets spécifiques. Or nous estimons, en ce qui concerne nos recherches, que le cuivre possède ce genre de vertus à l'égard de
la tuberculose. C'est une action analogue à celle du mercure dans la syphilis ; et bien que le fait ne soit pas facile
à démontrer dans les cas de tuberculose avancée (comme

par exemple le deuxième degré de la phthisie pulmonaire),
nous avons cette conviction que durant la phase préparatoire de la tuberculose et même dans la tuberculose dite
au premier degré, l'efficacité thérapeutique des sels de cuivre devient aussi évidente que celle du mercure contre la
syphilis. Aucun doute ne saurait subsister à cet égard et
l'insuffisance relative du remède dans les périodes ulté-
rieures et terminales de la tuberculose peut reconnaître
d'autres causes que l'impuissance absolue du moyen.

Ces divers genres d'action peuvent assez facilement être
isolés d'ailleurs : c'est une simple question de doses. Aux
doses fortes correspondent les effets mécaniques et à mesure que vous les diminuez, vous voyez se dégager les ac-
tions dynamiques ou vraiment thérapeutiques. Cette opposition est toute entière inscrite dans Giacomini. C'est
dans l'emploi topique du cuivre que l'on voit se dégager
ces deux faits contraires. Si sur une ulcération de nature
scrofuleuse on emploie une pommade à l'acétate de cuivre
trop forte, des marques d'irritation viennent s'ajouter à
l'action thérapentique et celle-ci, loin de pouvoir s'exercer,
est complètement neutralisée. Au contraire, son développement est complet, lorsque on se contente d'un faible dosage.

On retrouve cette différence dans une potion pour l'usage
interne. Si la dose est trop forte, un effet physiologique
apparaît, consistant dans des nausées et des vomissements ;
à une dose supérieure commenceraient les phénomènes
d'irritation : seule forme sous laquelle le cuivre devient
toxique. Enfin dans l'injection hypodermique, la chance
de l'abcès (abcès chimique) est en raison directe de la dose,

tandis que la diffusion et l'action dynamique se développent d'autant mieux que l'atténuation du remède a été portée plus loin.

Nous ne prétendons pas à l'honneur de ces affirmations, mais elles nous ont été enseignées par notre premier maître en thérapeutique, et nous avons pu en vérifier la réalité.

Dans ce qui va suivre, c'est exclusivement aux effets thérapeutiques ou spécifiques des sels de cuivre que nous aurons recours. D'après cela, nous considérerons comme nuisibles à notre cause les effets d'irritation d'un topique à base de cuivre, les effets nauséeux ou vomitifs d'une potion à l'acétate de cuivre et à plus forte raison si cela allait jusqu'aux limites de l'intoxication. C'est assez dire que nous nous tiendrons toujours dans un dosage très inférieur et avec des préparations dans lesquelles le sel de cuivre sera atténué autant que possible.

Art. II. — ACTION IMMÉDIATE DES SELS DE CUIVRE.

L'action spécifique du cuivre dans la tuberculose s'exerce d'une façon absolument particulière : il produit chez les tuberculeux une réaction générale plus ou moins vive, accompagnée d'une réaction au niveau de la lésion bacillaire, analogue en partie à ce qui se manifeste à la suite du traitement par la lymphe de Koch. Comme elle donc, il peut jouer un rôle révélateur vis-à-vis de la tuberculose. Non seulement il y a de la fièvre, mais encore la lésion tuberculeuse est le siège d'un travail particulier que nous allons étudier.

I° *Réaction locale.*

Le cuivre produit au sein des tissus tuberculeux une réaction plus ou moins vive, se traduisant par une poussée
congestive et inflammatoire se manifestant par les signes
ordinaires qui accompagnent la congestion et l'inflammation. En aucun cas, cette réaction n'atteint la violence et
la malignité de celle que produit la lymphe de Koch et sous
ce rapport on ne peut établir entre les deux médications
aucune comparaison. Cette poussée peut être insignifiante
dans le cas de tuberculose torpide et nous avons vu des
ganglions tuberculeux et des tumeurs blanches ne présenter aucun symptôme appréciable de cette réaction locale.

Lorsqu'on a affaire à une tuberculose cutanée, telle que
le lupus, on voit celui-ci, en dehors de toute action topique
et irritative, se congestionner et s'entourer d'une zône inflammatoire plus ou moins intense; les points nodulaires
s'érigent, mais tout ne tarde pas à rentrer dans l'ordre au
bout de deux ou trois jours : la rougeur périphérique disparaît, la couleur violacée de la plaque s'éteint progressivement, les points nodulaires s'affaissent et à la suite
d'une autre injection, les mêmes phénomènes se reprodui-
sent ; mais il arrive un moment où la réaction s'atténue
de plus en plus avec les progrès de la guérison : c'est ainsi
que nous avons vu une plaque de lupus cicatrisée à son
centre présenter les premières fois une congestion de toute
sa surface, tandis que vers la fin la partie centrale ne réa-
gissait plus et restait complètement indifférente à la médication.

Cette action se produit également autour de certaines plaies, parfois véritables portes d'entrée du bacille, qui autrement pourraient passer inaperçues. Nous avons soigné un malade atteint de tuberculose pulmonaire au premier degré qui nous présenta un cas de ce genre. Le lendemain de l'injection que nous lui fîmes, il se déclara autour d'une petite croûte analogue à celle qu'on observe après le grattage d'une piqûre de puce, au niveau d'une articulation métacarpo-phalangienne, une rougeur accompagnée d'une démangeaison intense et qui fut rapidement suivie de l'apparition d'une phlyctène remplie de sérosité. Après l'évacuation du liquide, la cicatrisation s'effectua rapidement. Nous croyons pouvoir admettre que la plaie était de nature tuberculeuse, sans rechercher d'ailleurs si le bacille avait été importé directement du dehors, ou si déjà implanté dans l'organisme, il n'avait trouvé là qu'un *locus minoris resistentiœ*. Nous aurons du reste l'occasion de revenir sur ce sujet.

La poussée congestive et inflammatoire qui s'opère au niveau des articulations malades rend la douleur préexistante plus vive, surtout à la pression. Mais cette exaltation dure peu et au bout de quelques jours, elle redevient ce qu'elle était auparavant pour s'atténuer progressivement et disparaître lorsqu'une seule injection doit suffire pour amener la guérison.

La douleur dans les affections articulaires provoquent généralement des contractures musculaires et des attitudes vicieuses. Il résulte de cette observation classique que l'augmentation de la douleur doit occasionner une exagération de ces phénomènes. C'est en effet ce qui a lieu et

dans certains cas où la vigilance musculaire était à peine
sensible, nous avons pu observer à la suite de l'injection
cuprique une immobilisation presque complète de la jointure. C'est surtout chez les enfants atteints de coxalgie
récente que l'on peut étudier ce fait intéressant.

Les conséquences qui découlent de ces faits sont de première importance au point de vue du diagnostic. Lorsque,
à la suite d'une injection, dans un cas d'arthrite récente, il
ne se produira ni augmentation de douleur, ni exagération
des phénomènes qu'elle provoque, il y aura de grandes
chances pour que la lésion ne soit pas d'origine tuberculeuse. Nous avons eu du reste l'occasion de vérifier cette
assertion. Une jeune fille de 14 ans était entrée dans le service de M. le docteur de Saint-Germain pour une arthrite
du coude, traitée en ville à plusieurs reprises comme étant
de nature tuberculeuse. La douleur à la pression était très
vive ; il n'y avait pas de fongosités ; le coude était fléchi à
angle droit. Une injection de phosphate de cuivre non seulement ne provoqua aucun mouvement fébrile, mais on
n'observa ni exaspération de la douleur, ni augmentation
de la contracture. De plus ces phénomènes ne s'amendèrent en aucune façon. La malade fut alors examinée sous
le chloroforme et l'on put facilement se convaincre que
l'on avait affaire à une hystérique. En l'étudiant plus attentivement, et après la découverte d'un point douloureux au
niveau de l'ovaire droit, la nature de l'affection fut définitivement établie.

Cette réaction locale ne se produit pour ainsi dire pas
dans les tumeurs blanches à marche torpide, ainsi que
dans les ganglions tuberculeux parfaitement indolents ;

mais souvent on voit les engorgements ganglionnaires
perdre le peu de mobilité qu'ils possédaient encore, augmenter de volume et, lorsqu'ils sont très superficiels, la
peau participe plus ou moins à leur hypérémie, mais d'une
façon tout à fait passagère. S'ils sont profondément situés,
on peut observer des phénomènes plus intenses de compres-
sion, par exemple un plus grand développement des veines
sous-cutanées.

Au niveau des lésions pulmonaires et des autres localisations de la tuberculose, il est plus difficile de savoir ce
qui se passe. A la suite d'une injection de cuivre, l'hémop-
tysie n'est pas plus fréquente ; peut-être observe-t-on une
recrudescence de la toux et de l'expectoration. Au bout de
quelques jours, dans les cas de tuberculose pulmonaire au
premier degré, on perçoit, à la place du souffle par exemple
dénotant une induration, quelques râles analogues aux râles de retour de la pneumonie et dans les cas favorables on
ne tarde pas à retrouver la sonorité à la percussion et la res-
piration normale.

Telle est l'action du cuivre sur les tissus tuberculeux,
envisagée d'une façon générale. On voit que la réaction
qu'il produit n'occasionne pas de grands désordres et que
le plus souvent cette réaction peut passer inaperçue. Cependant il existe des cas où il faut agir avec circonspection
et ne pas dépasser le but. En effet l'intensité de la réaction,
bien que peu importante, peut être encore trop violente pour
un organisme déjà fort affaibli et pour la gravité des lésions.
C'est ainsi que des fongosités en voie de ramollissement
peuvent se transformer en un abcès, si on néglige devant
cet état spécial une précaution importante : la réduction

des doses cupriques. C'est pour avoir négligé ce principe que nous avons failli avoir un accident au début du traitement par le cuivre d'une péritonite tuberculeuse très avancée. Il s'agissait d'un enfant de 5 ans ; dans toute l'étendue de l'abdomen on pouvait sentir de nombreux gâteaux tuberculeux, et le petit malade était arrivé à la dernière période de la cachexie tuberculeuse. D'autres lésions existaient en outre sur divers points du corps : adénopathie trachéo-bronchique, carie du rocher, etc. A la suite d'une injection d'1 centigramme de phosphate de cuivre, la réaction fut tellement vive, que nous craignimes une issue fatale. Il n'en fut rien heureusement et au bout de quelques jours nous pûmes recommencer le traitement avec plus de prudence, en employant les injections de sérum cuprique, au point que graduellement nous avons pu revenir sans danger à la dose initiale qui avait failli précipiter les événements. Dans ce cas, le ventre était devenu tendu, ballonné, et très douloureux. Le visage s'était grippé davantage, l'enfant avait vomi une fois, mais la température n'avait pas atteint un degré trop élevé.

L'administration du cuivre par la voie stomacale produit les mêmes effets locaux, mais atténués. Les pilules de cuivre pourraient donc être employées au même titre que le *serum cuprique* ; cependant eu égard à l'état général qui accompagne les lésions que l'on cherche à combattre, il est préférable d'avoir recours à l'injection dans la crainte d'entraver les fonctions digestives déjà compromises et pour obtenir les avantages qu'offre la composition du liquide injecté.

En résumé, nous insistons sur la nécessité de diminuer

les doses proportionnellement à la gravité du mal, la réaction cuprique pouvant exciter la marche de la tuberculose, lorsque celle-ci est déjà avancée ; de plus il nous paraît utile de faire intervenir certains adjuvants qui permettront au malade de résister à la crise qu'il subit.

II° *Réaction générale.*

Aussitôt après l'introduction d'un sel de cuivre dans l'organisme tuberculeux par la voie hypodermique, il se produit une réaction générale caractérisée par un mouvement fébrile plus ou moins intense. Nous avons fait la contre-épreuve à différentes reprises en pratiquant des injections cupriques chez des enfants atteints de paralysie infantile et chez une femme atteinte de cancer de l'estomac ; dans ces divers cas, nous n'avons pas obtenu d'élévation de température. Cette réaction cependant ne se produit pas ou est excessivement faible chez des sujets où la tuberculose présente une marche torpide et où l'étendue des lésions est peu marquée ; nous l'avons vue manquer en effet dans certains cas de lupus et de ganglions absolument indolents.

La fièvre apparaît le plus souvent le lendemain de l'injection, atteint son acmé le soir et dure deux ou trois jours en général. Lorsque la lésion est légère, l'élévation de la température ne dure qu'un seul jour. Dans les cas plus avancés ou lorsque la lésion est très étendue, la durée de la fièvre est plus longue, mais ne dépasse pas trois ou quatre jours. Cette réaction se reproduit après chaque nouvelle injection ; nous devons ajouter que trois fois nous avons eu l'occasion de voir la fièvre disparaître complètement, lorsque le traitement durant depuis un certain temps, nous avions encore renouvelé l'injection alors que tout allait pour le mieux ; mais nous ne cherchons pas ici à établir une relation certaine entre l'absence de réaction et la disparition des lésions. Il est nécessaire pour conclure d'attendre de nouvelles observations ; car dans un de ces trois cas que nous signalons, et qui a rapport à une coxalgie, la douleur a fait sa réapparition quelque temps après sans réaction générale.

Cependant le nombre de faits que nous possédons nous permet d'affirmer que :

1° Le fait de constater une élévation de température à la suite d'une injection cuprique constitue un facteur important dans le diagnostic de la tuberculose.

2° La durée et l'intensité de la réaction fébrile indiqueront l'âge et l'étendue des lésions tuberculeuses, en même temps que la virulence du bacille : les formes éminemment torpides ne donnant lieu qu'à une fièvre légère. Dans certains cas, la réaction thermique quoique étant réelle, ne nous a paru acquérir tout son développement qu'à la suite d'une seconde injection, comme si la première n'avait fait que réveiller une virulence endormie.

La marche de la température n'est pas toujours aussi régulière ; certaines causes peuvent en effet apporter une perturbation dans son évolution. C'est d'abord la formation d'un abcès phlegmoneux au niveau du point injecté : il suffit d'être prévenu de cet accident qui d'ailleurs ne se produit que très rarement : on a plutôt affaire à un abcès chimique évoluant le plus souvent sans fièvre. Une autre cause capable d'influencer la courbe thermique est l'apparition de la suppuration au niveau de la lésion tuberculeuse ; nous en avons observé un cas chez un enfant atteint de coxalgie suppurée et fistuleuse à la suite d'une injection hypodermique ; il s'est produit une recrudescence de la suppuration ; la réaction fébrile a eu lieu comme d'habitude, suivie d'une rémission d'un jour, le lendemain la température s'est relevée, la ligne thermique présentant ainsi une certaine analogie avec le tracé fourni par la variole avec fièvre de suppuration. Lorsque la fièvre préexiste, il est assez difficile de faire la part de la réaction cuprique ; nous avons pu voir cependant dans quelques cas, dans les jours qui suivaient l'injection une certaine surélévation de la courbe thermique.

Certains sels de cuivre ne donnent pas, ou seulement exceptionnellement, de réaction fébrile ; la solution d'acétate de cuivre ammoniacal est dans ce cas.

L'ingestion des sels de cuivre par l'estomac ne parait pas donner lieu à de la fièvre. Si la tuberculose est apyrétique, on n'observe pas d'hyperthermie notable ; si la fièvre préexiste, il se produit dans les cas favorables un abaissement progressif de la température.

Une remarque importante que nous avons pu faire chez tous nos malades soumis au traitement cuprique, c'est qu'en dehors de la réaction passagère provoquée par les sels de cuivre introduits dans l'organisme par la voie hypodermique, la tolérance a été parfaite et il ne s'est manifesté aucun symptôme d'intoxication. Après l'absorption par l'estomac, nous n'avons jamais observé de coliques, de diarrhée, de selles sanguinolentes, de convulsions, etc. C'est à peine si personnellement nous avons pu noter un

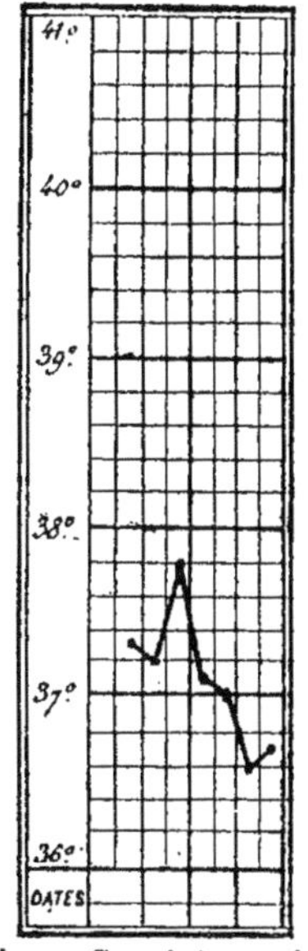
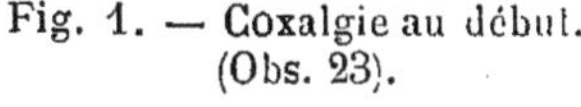
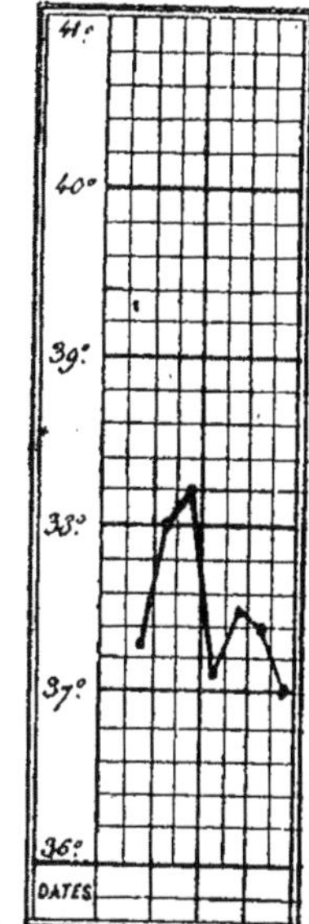

Fig. 1. — Coxalgie au début.
(Obs. 23).

Fig. 2. — Coxalgie au début.
(Obs. 22).

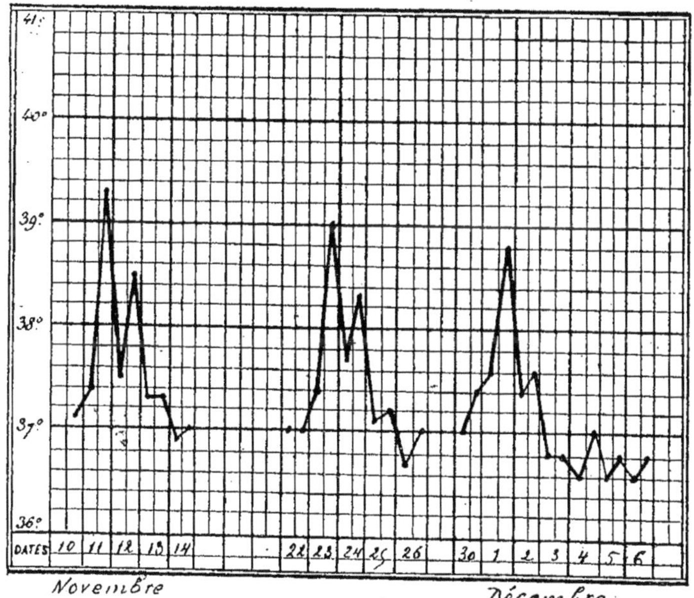

Fig. 3. — Arthrite tuberculeuse du genou datant de 10 mois. (Obs. 29).

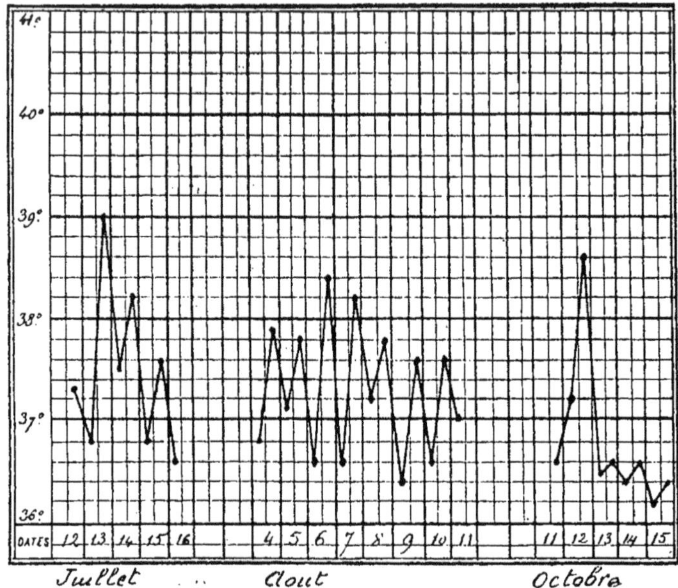

Fig. 4. — Coxalgie datant de 6 mois. — Complications pulmonaires pendant le mois d'août. — Guérison. (Obs. 28).

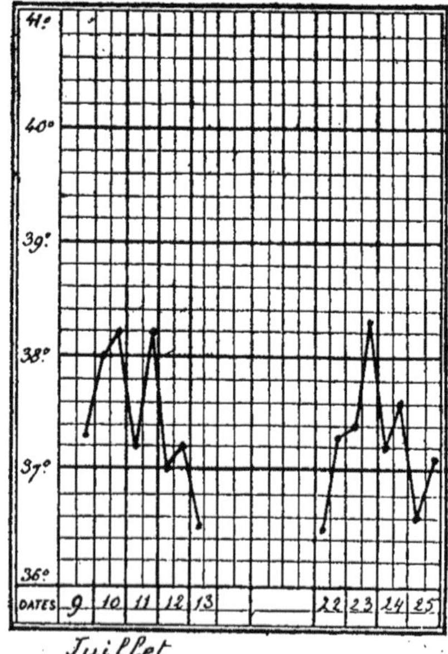

Fig. 5. — Coxalgie datant de 18 mois. (Obs. 32).

cas où le vomissement s'est produit après l'ingestion d'une
pilule chez un enfant de 10 ans. Les doses ont toujours
été il est vrai, très faibles par rapport à la quantité parfois
énorme que l'on peut absorber involontairement, comme
les ouvriers qui travaillent le cuivre y sont exposés jour-
nellement, ou par suite de l'ingestion d'aliments préparés
dans des ustensiles de cuivre mal étamés. Le cuivre introduit dans l'organisme n'a produit aucun accident et,
comme nous le disions au début de ce chapitre, la seule
complication à redouter est l'irritation au niveau des voies
d'introduction.

ART. III. — ACTION CONSÉCUTIVE DES SELS DE CUIVRE SUR L'ÉTAT GÉNÉRAL.

Lorsque la période de réaction est terminée et la fièvre
éteinte, l'état général du malade subit de grandes modifi-
cations. On ne tarde pas à remarquer que celui-ci est plus
gai, qu'il a meilleure mine, et que, malgré la diminution
d'appétit que l'on observe chez quelques individus, diminution d'ailleurs passagère, le poids commence à augmenter. Chez presque tous les malades que nous avons soumis
au traitement cuprique et qui ont été pesés, l'augmentation de poids n'a pas tardé à se manifester d'une façon sensible. Dans les cas d'arthrites tuberculeuses que nous
avons observés chez M. de Saint-Germain, l'augmentation
était de 300 grammes, un kilogramme au bout de 15 jours,
alors même que chez certains sujets, on ne pouvait guère
espérer une pareille amélioration, nous avons vu des adul-

tes atteints de tuberculose pulmonaire gagner également un kilogramme en quelques jours.

Les symptômes de chloro-anémie s'effacent rapidement et la dysménorrhée qui accompagne si fréquemment la tuberculose commençante ne tarde pas à disparaître. Nous avons vu la menstruation reprendre sa régularité chez des tuberculeuses avérées à la suite de l'absorption de quelques pilules de phosphate de cuivre.

Il serait intéressant de connaître le degré de fréquence de la tuberculose chez les ouvriers qui travaillent le cuivre. Mais les renseignements que nous possédons sur ce sujet sont peu nombreux et entachés de causes d'erreur. Il faut en effet faire la part de la phthisie professionnelle, et la question de la phthisie bacillaire chez les manieurs de cuivre a besoin d'être étudiée d'une façon plus complète. Cependant nous devons rapporter ici les résultats fournis par M. Villemin dans ses « *Etudes sur la tuberculose* » ; nous détachons du chapitre sur « l'influence des professions dans la production de la tuberculose » le passage suivant:

« Une des mortalités les plus faibles s'observe chez les ouvriers qui manient le cuivre (2,73 pour 1000). On serait peut-être tenté d'attribuer ce résultat au métal ; mais les épiciers ne fournissent que 2, 84, les brossiers 2, 30 pour 1000 ».

On voit par là que ce résultat est plutôt fait pour confirmer les assertions de M. Luton, et il est permis de penser, contrairement à l'opinion de M. Villemin, que le cuivre possède une heureuse influence sur le degré de fréquence de la phthisie chez les ouvriers qui manient le cuivre.

SECONDE PARTIE

.FAITS CLINIQUES

Dans cette partie de notre travail, nous allons passer en revue les différents cas qui ont été soumis à la médication cuprique. Ce tableau, bien que très imparfait, rassemble cependant un assez grand nombre de faits dont quelques-uns sont absolument remarquables, soit au point de vue clinique, soit surtout au point de vue thérapeutique. L'avenir se chargera de compléter certains points que nous sommes obligé pour le moment de laisser de côté, faute de matériaux et d'expérience, et d'indiquer avec plus de précision la réelle valeur de la méthode.

CHAPITRE PREMIER.

Tuberculose cutanée.

Nous étudierons dans ce chapitre le lupus et les ulcérations tuberculeuses qui ne dépendent ni de la suppuration d'un ganglion, ni de l'ouverture à l'extérieur d'une gomme scrofuleuse sous-cutanée ; nous nous occuperons de ces derniers, dans les chapitres suivants. Enfin nous dirons quelques mots de l'impétigo.

ARTICLE Ier. — LUPUS.

Les médications qui ont la prétention de s'attaquer directement au bacille et aux lésions qu'il détermine, ne peuvent laisser de côté le lupus dont l'origine bacillaire, malgré ses allures spéciales, n'est contestée par personne. On a ainsi l'avantage de voir évoluer la tuberculose sous les yeux, et si la médication présente quelque valeur, la manière dont elle se comporte vis-à-vis de l'élément tuberculeux ne tarde pas à être mise à profit.

A vrai dire, ce n'est que tout récemment que nous avons recherché quelle était l'action du cuivre sur le lupus, et cependant nous nous trouvons en mesure de fournir quelques résultats avantageux que nous allons étudier.

Nous avons déjà montré que l'injection cuprique provoquait dans les tissus tuberculeux une réaction qui paraissait réveiller la lésion, mais que jamais nous n'avions eu à regretter d'accidents analogues à ceux que l'on a pu observer sous l'influence du traitement par la lymphe de Koch. La réaction du lupus ne consiste qu'en une simple congestion de la plaque, qui présente parfois sur ses bords une auréole rougeâtre, disparaissant au bout de deux ou trois jours. Les points nodulaires que l'on rencontre fréquemment sur les surfaces cupriques peuvent se hérisser en quelque sorte, et donner lieu à l'évacuation d'une matière purulente par un orifice imperceptible. Dans d'autres cas, la plaque est le siège d'une desquamation furfuracée. Les injections suivantes produisent le même résultat jusqu'au moment où la guérison s'établissant, la réaction diminue d'intensité, et finit par être complètement nulle ; on se trouve alors en présence d'une simple cicatrice.

Nous possédons deux observations de lupus érythémateux traités par les injections cupriques. Dans l'une, il s'agit d'une enfant présentant deux plaques assez considérables : la première siégeait à la joue, et fut complètement guérie ; la seconde occupait le mollet et, au moment où nous arrêtons l'observation, il ne reste plus qu'une lésion insignifiante.

Obs. 1. — *Lupus érythémateux de la face et de la région postéro-interne de la jambe, traité par les injections de phosphate de cuivre.* (Personnelle).

La nommée M... Eva, âgée de 11 ans, a déjà été soignée à l'hôpital Saint-Louis pour un lupus. Elle en est sortie au bout de 4 mois incomplètement guérie.

Elle entre à l'hôpital de Berck en avril 1893, et présente un lupus de la joue droite.

On constate une cicatrice irrégulière, de la largeur d'une pièce de 20 centimes. Au-dessous se trouve une grande plaque festonnée, rouge, déprimée. Deux prolongements se dirigent vers l'angle de la mâchoire, et présentent des nodules en voie d'évolution. Vers l'aile du nez, prolongement rougeâtre sans nodule apparent.

La partie supérieure de la lésion paraît guérie.

A la face postéro-interne de la jambe gauche se trouve une grande plaque de lupus plus étendue dans le sens vertical que dans le sens horizontal. Longueur : 14 centimètres. Largeur : 12 centimètres.

Cette plaque paraît guérie au centre, sur le bord externe et la moitié du bord supérieur. Elle présente sur le bord inférieur et sur le bord interne une couronne de nodules en voie d'évolution. Près du centre de la plaque se trouve un nodule récent, présentant une légère dépression à son centre. Un nodule isolé existe également en dehors de la plaque principale, à un demi-centimètre du bord interne.

A la partie interne du bord supérieur de cette plaque, on voit 2 petites agglomérations de nodules isolés.

A la jambe droite, se trouve une cicatrice de lupus complètement guéri. De même à la face postérieure de la cuisse droite, on trouve une petite plaque avec quelques nodules tuberculeux.

Le 30 *mai*. — Injection de phosphate de cuivre 1 gramme.

1er *juin*. — La plaque de la joue offre une réaction locale très accentuée. Les deux prolongements vers l'angle de la mâchoire et la partie inférieure de la plaque principale sont injectés et on délimite nettement les nodules tuberculeux. La plaque n'est pas douloureuse.

A la jambe, la plaque offre une réaction très manifeste sur le bord inférieur et le bord interne. Toute la couronne de nodules est nettement dessinée et forme un relief saillant. Les nodules sont très rouges et présentent à leur partie centrale une petite élévation acuminée qui est le siège de demangeaisons. Le nodule du centre de la plaque est aussi très congestionné, ulcéré au centre et suinte légèrement. De même pour le nodule situé près du bord interne. Les plaques de la face postérieure de la jambe et de la cuisse droite n'ont pas subi de réaction locale.

D'une façon générale, les plaques ont pris dans leur ensemble un aspect lie de vin.

A partir de ce jour, application de vaseline cuprique sur la plaque de la jambe.

5 *juin*.—Les nodules du bord interne de la plaque de la jambe ne sont plus rouges, mais sont le siège d'une desquamation furfuracée. Le bord inférieur n'a pas changé d'aspect. Le tubercule central suinte toujours. Deux nodules simplement rouges viennent d'apparaître sur le bord externe. A la partie postérieure de la cuisse, la plaque de lupus a subi la réaction locale et présente de la desquamation.

9. — Sur le bord interne de la plaque de la jambe persiste un gros nodule rouge avec un point blanchâtre à sa partie médiane ; le groupe isolé de ce bord est en voie d'effacement. Le nodule central est à peine visible.

. Le prolongement inférieur de la plaque de la joue droite présente à sa partie centrale un petit point acuminé et blanchâtre. Pas d'autre modification.

13. — Injection cuprique.

16.— A la joue, sur le bord externe se trouvent deux plaques rouges nettement dessinées. La supérieure, de la dimension d'une pièce de 50 centimes, est congestionnée et présente un petit point blanchâtre, origine d'une future ulcération. La plaque inférieure présente une petite ulcération. Au-dessous, trois autres petits points à peine perceptibles.

A la jambe, réaction locale vive. La plaque a un aspect vineux. La rougeur est plus accusée sur les bords, sauf le supérieur. Le bord interne est hérissé d'éminences rougeâtres, ulcérées à leur partie centrale. Le bord inférieur présente deux groupements principaux : près du bord interne et près du bord externe où se trouve un nodule volumineux et ulcéré. On remarque vers la partie centrale de la plaque un groupe de petites ulcérations.

19.—Grande modification des plaques de la joue. D'aspect vineux, la supérieure présente deux parties, présentant chacune à leur centre une petite ulcération. La plaque est limitée par quatre petits points blanchâtres à sa partie supérieure et interne. La plaque inférieure présente un aspect cicatriciel supérieurement ; en bas, un petit nodule ulcéré, entouré d'une auréole.

A la jambe, d'une façon générale, la rougeur a disparu. Les nodules n'ont plus d'auréole rouge. Les petites ulcérations ont tendance à se combler. Toute la plaque a l'apparence d'une cicatrice.

23 *juin*. — Les plaques de la joue tendent à s'effacer.

A la jambe, on ne voit plus que quelques points ulcérés disséminés : deux sur le bord interne, deux sur le bord inférieur, et un vers la partie centrale ; encore ce dernier est-il recouvert d'une membrane cicatricielle.

26. — Nouvelle injection.

30. — A la jambe, la plaque présente un aspect pâle. Le centre, le bord interne semble définitivement guéri. Pas de traces de nodules, de zône inflammatoire sur ces trois régions.

Le bord inférieur présente une agglomération de points blanchâtres dont quelques-uns sont ulcérés.

Le bord interne présente une amélioration notable. Toutefois la ligne festonnée qu'il délimite sur la peau saine forme encore un léger relief avec quelques petits points dont quelques-uns sont ulcérés.

La joue est définitivement guérie.

16 *juillet*. — Injection de cuivre ammoniacal.

24. — Il ne reste que quelques petits points sur le bord inférieur de la jambe, et sur le bord interne.

. **16** *août*. — Le bord interne est complètement guéri.

A partir de ce moment, nous continuons le traitement ; mais les quelques petits nodules du bord inférieur ne cèdent pas. En novembre, ils existent encore, mais tellement atténués, que la guérison paraît prochaine.

Nous nous sommes longuement étendu sur ce cas pour bien montrer l'action réelle du cuivre s'opérant à la suite de chaque piqûre et entraînant chaque fois le lupus vers la guérison, et pour insister sur les caractères de bénignité absolue qu'elle présente. Voici une observation plus succincte d'un cas analogue.

Obs. 2. — *Lupus de l'éminence thénar, traité et guéri par les injections cupriques* (communiquée par Melle Bouët, interne de l'hôpital de Berck).

La nommée P... Héloïse, âgée de 8 ans, présente sur l'éminence thénar de la main gauche, un lupus érythémateux, offrant plusieurs petits points nodulaires. La plaque est de forme ovale, à grand axe de haut en bas et de dehors en dedans. Le centre présente un point de cicatrisation de la grandenr d'une lentille.

29 *juillet*. — Injection de sérum cuprique, deux grammes.

16 *août*. — La plaque présente un changement considérable. Toute sa surface paraît effacée ; la rougeur est presque nulle. Chaque nodule est entourée d'une collerette épidémique ; au centre existe un point blanchâtre presque imperceptible.

Injection de serum cuprique, trois grammes.

2 *septembre*. — Même état. Même traitement,

20. — Le lupus paraît changer de forme, il se resserre et le tissu cicatriciel gagne du terrain.

Même traitement.

25. — Les points nodulaires s'effacent et ne peuvent se distinguer nettement au milieu du travail de cicatrisation. Légère congestion périphérique de la plaque.

30. — Injection.

6 *octobre*. — Le lupus ne présente plus que trois points nodulaires à la partie inférieure de la plaque. La partie supérieure (vers le poignet) ne présente plus qu'une teinte légèrement violacée, sans nodules.

17. — Points de desquamation furfuracée à la partie inférieure de la plaque.

25. — Même état. Même traitement.

Au commencement de novembre, la guérison est complète.

Nous avons eu aussi l'occasion de soigner un lupus ulcéreux très étendu. Primitivement il occupait le nez dans sa partie inférieure, mais à la suite du traitement par la lymphe de Koch, il avait rapidement gagné les deux joues et atteint même la région sous-mentonnière. Tout un côté était cicatrisé au moment où nous avons commencé le traitement cuprique et nous avons pu regagner tout le terrain perdu. Nous nous sommes servi pour obtenir ce résultat de vaseline à l'acétate de cuivre au 1000me dont on fit une application chaque jour. C'est la même méthode que nous avons employée pour les ulcérations ganglionnaires que nous étudierons plus loin. Mais ce qu'il y a de particulièrement intéressant dans ce cas difficile, c'est qu'au moment où nous croyions la partie gagnée et où la cicatrisation était presque complète, tout s'est trouvé remis en question à la suite d'une injection d'acétate de cuivre ammoniacal que nous fîmes dans le but de hâter la guérison. L'ulcération s'est reproduite presque subitement ; mais la reprise de la pommade cuprique n'a pas tardé à la faire disparaître une seconde fois. Nous ne pouvons attribuer ce fait qu'à la réaction locale, trop violente pour des tissus en voie de réparation et où les éléments bacillaires se trouvaient encore en abondance. Voici cette observation.

Obs. 3. — *Lupus ulcéreux de la face et de la main gauche, traité par la vaseline à l'acétate de cuivre.* (Personnelle).

Le nommé B... Louis, âgé de 9 ans 1/2, présentait un lupus du nez quand il est entré à l'hôpital Trousseau où il fut traité par des injections de lymphe de Koch qui déterminèrent son extension aux deux joues et à la région sous-mentonnière.

A son arrivée à Berck, on constate la présence d'un lupus de la face, rappelant dans son ensemble l'aspect d'une chauve-souris. Il est plus étendu à gauche qu'à droite. A gauche, il affecte la forme d'un vaste demi-cercle partant de l'angle palpébral et aboutissant sous le menton. Trois ulcérations profondes se trouvent réparties dans ce demicercle, suivant une ligne verticale et ondulée. A droite, cicatrice dentelée verticale. Au cou, deux cicatrices latérales se rejoignant sous le menton par une plaque en voie d'évolution.

Le nez qui est entièrement ulcéré et déchiqueté, présente à sa partie médiane une perte de substance large et profonde. Les deux ailes forment deux bourgeons latéraux séparés de la partie médiane.

A la racine du nez, une plaque de lupus se trouve en pleine évolution.

L'enfant présente sur la face dorsale de la main gauche une plaque de lupus ulcéré, empiétant sur la première phalange du médius et un peu de l'index ; elle s'étend en tout jusqu'au niveau de la première rangée des os du carpe. Un sillon très profond, circulaire, siège à la racine du médius qui semble détaché en partie du reste de la main.

1er mai. — Application de vaseline cuprique sur toutes les parties malades ; on fera le pansement tous les jours. Les croûtes ne tardent pas à tomber ; les surfaces rougissent les premiers jours, deviennent douloureuses, au point qu'il est nécessaire d'interrompre le traitement pendant deux jours.

La suppuration est très abondante ; les pansements sont traversés ; mais on constate une certaine tendance à la cicatrisation.

8 juin. — La partie médiane du nez est réduite à un bourgeon aplati, soudé au plan profond ; les deux ailes forment deux petits lobules qui se rabattent sur la partie médiane, font corps avec elle et laissent à droite une petite fente oblique par où s'écoulent les mucosités nasales. A gauche, on devine une fente semblable. Au-dessous de la cloison, s'étend une petite surface quadrilatère se rattachant aux parties précitées et qui est le siège d'un léger suintement. La partie antérieure du du nez offre un aspect cicatrisé sur un centimètre de hauteur ; elle se termine en bas par un bord tranché au-dessous duquel se trouve un tissu bourgeonnant.

Même état de la plaque de la racine du nez. La plaque de la joue droite n'a subi aucune transformation et paraît guérie, ainsi que les parties latérales du cou. A gauche, les trois ulcérations présentent les mêmes caractères, et sont entourées de nodules en voie d'évolution. A la main, la plaque est très améliorée et paraît en voie de guérison. Le 16 juin, on constate la disparition de toute rougeur inflammatoire au niveau du nez, qui est le siège d'une desquamation furfuracée assez importante.

A la joue gauche, l'ulcération supérieure est fermée. Pas de modification au niveau du lupus de la main.

24 juin. — Tout le nez, y compris le lobule médian, les lobules latéraux, sa racine, est complètement cicatrisé. Seul, un petit point, réunissant le sommet de l'aile gauche au lobe médian, suinte légèrement.

La joue gauche, complètement cicatrisée, présente cependant deux petits points, l'un comme une tête d'épingle, l'autre comme une petite lentille, qui suppurent légèrement.

30. — La joue parait guérie. Seule une petite croûte persiste à sa partie centrale, et une autre à la région sous-mentonnière.

La plaque de la main est recouverte d'un tissu cicatriciel nouveau. Le sillon de la racine du médius présente l'aspect d'une gerçure.

Même état du nez.

7 juillet. — Nous pratiquons une injection d'acétate de cuivre ammoniacal.

12 — Nous constatons que les sillons qui forment l'ouverture des fosses nasales se sont élargis et sont recouverts de croûtes.

Sur la joue, desquamation de la cicatrice.

A la main, le sillon qui enserre le médius s'est également élargi.

Puis l'ulcération médiane de la joue s'est reformée et s'est recouverte de croûtes.

Cet état persiste jusqu'à la fin de juillet. Enfin la marche de la cicatrisation fut franchement reprise. A la fin d'août, l'ulcération de la joue était fermée. Mais la cicatrisation des sillons qui séparent les lobes du nez ne peut être obtenue, ainsi que celle de la crevasse de la racine du médius.

Cet enfant a été réclamé par ses parents au commencement de novembre ; à ce moment il ne présentait plus qu'une très petite ulcération au niveau des lobes médian et latéral droit du nez.

Art. II. — Ulcérations tuberculeuses.

Nous ne ferons que citer ici certaines ulcérations d'un caractère particulier que M. Luton et nous-même avons observé à plusieurs reprises et qui nous paraissent être de véritables portes d'entrée du bacille ; nous en reparlerons plus loin, lorsque nous énumérerons les causes qui favorisent le développement de la tuberculose pulmonaire.

Les ulcérations tuberculeuses qui siègent autour des trajets fistuleux, celles qui sont produites par l'infection bacillaire d'une plaie ordinaire, peuvent se cicatriser rapidement sous l'influence de la médication cuprique, les premières cependant plus difficilement que les secondes. Nous trouvons un exemple remarquable de ces dernières dans un des mémoires de M. Luton sur le traitement de la tuberculose par le cuivre. Le mode de contagion est assez curieux pour que nous en reproduisions ici l'observation qui suffira d'ailleurs pour montrer quels sont les moyens mis en usage pour obtenir la cicatrisation. On pourra du reste se reporter à l'étude des ulcérations ganglionnaires qui sont justiciables du même traitement.

Obs. 4. — *Ulcération tuberculeuse, traitée et guérie par un topique à base de cuivre* (Dr Luton, *Rev. gén. de clin. et de thérap.* 1887).

Une dame de 28 ans, sans antécédents tuberculeux, nous présenta un jour à la partie antérieure et interne de la jambe gauche une ulcération arrondie et violacée, de la grandeur d'une pièce de un franc environ et reposant sur une base quelque peu indurée principalement sur ses bords. Cet ulcère était extrêmement douloureux. Il n'y avait aux alentours aucune veine dilatée et rien dans l'état général ne justifiait un pareil mal. Aucun traitement topique n'en vint à bout et l'ulcération s'agrandissait.

L'idée d'un tubercule ulcéré se fit alors jour dans notre esprit par suite de la circonstance suivante.

Cette dame un soir, en retirant son bas, se sentit piquée à la jambe; et cherchant ce qui l'avait ainsi blessée, elle découvrit un petit morceau de paille de fer, comme celle qui sert à frotter les parquets. Cet objet pouvait d'ailleurs être très bien contaminé ; car un de ses enfants, à cette époque, toussait, crachait partout, et était très fortement suspect de bronchite tuberculeuse, ainsi que nous en eûmes bientôt la preuve.

Nous prescrivîmes une pommade au phosphate de cuivre, mis en pâte avec de la glycérine. Malgré l'insolubilité du sel de cuivre, il éveilla sur le mal une douleur des plus vives, qui aurait pu faire condamner la méthode, si ce moyen n'avait pas été en quelque sorte le seul qui nous ait réussi.

Nous pensons qu'il est préférable dans ces cas d'employer la vaseline à l'acétate de cuivre au millième, d'un usage plus facile et paraissant beaucoup moins irritante.

ART. III. — IMPETIGO.

L'impetigo, d'après les données nouvelles de la science, n'est pas, à proprement parler, une affection scrofuleuse ; mais il se développe le plus souvent sur un terrain strumeux et, sous l'action des sels de cuivre, il présente des particularités intéressantes à signaler. C'est à ce double titre que nous le faisons rentrer dans les manifestations cutanées de la tuberculose.

Lorsque l'on pratique des injections hypodermiques d'un sel de cuivre chez un individu atteint d'impetigo, celui-ci paraît entrer dans une période d'activité qui se traduit par une multiplication rapide des croûtes impétigineuses. Ce foisonnement se reproduit après chaque nouvelle injection en s'atténuant cependant peu à peu, jusqu'au moment où la lésion finit par disparaître complètement.

Nous avons cherché à simplifier cette façon d'atteindre l'impétigo, et nous nous sommes contenté de l'application journalière de vaseline à l'acétate de cuivre au millième sur les parties malades, comme s'il s'agissait d'une ulcération tuberculeuse simple ou ganglionnaire. Nous avons ainsi obtenu un assez grand nombre de résultats satisfaisants. Cependant il nous a paru nécessaire de surveiller attentivement le pansement. Il est extrêmement facile de dépasser le but, d'arriver rapidement à une irritation assez vive de la lésion, et par là à un tout autre résultat que celui qu'on attendait; mais il est un moyen commode d'éviter cette complication, assez bénigne d'ailleurs. Il suffit d'abaisser le titre de la pommade, et la vaseline cuprique au deux millième et même au cinq millième est un topique assez actif pour amener la guérison.

CHAPITRE II

Tuberculose du tissu cellulaire.

La tuberculose du tissu cellulaire comprend les gommes scrofuleuses et les abcès froids n'ayant aucune relation soit avec les ganglions, soit avec les os et les articulations.

Nous avons eu l'occasion d'observer un cas de ces gommes à la première période de son évolution, c'est-à-dire avant l'ulcération. Il s'agissait d'un enfant atteint d'autre part d'une tumeur blanche du genou. Cette gomme siégeait à la place dorsale de la main et n'avait aucune tendance soit à la résolution soit à l'évacuation au dehors. A la suite d'injections cupriques, faites en vue de l'arthrite, la petite tumeur diminua peu à peu de volume dès les premières piqûres ; mais au moment où elle allait disparaître complètement, il se fit une petite ulcération qui se termina d'ailleurs par une cicatrisation rapide.

D'autre part, nous avons rapporté, dans notre travail sur le traitement des tuberculoses externes de 1892, une observation de gommes multiples et ulcérées, traitées et guéries par les injections de phosphate de cuivre.

Nous devons en outre à M. Luton une observation d'abcès de la marge de l'anus, guéri par la médication cuprique, qui rentre également dans le cadre des tuberculoses du tissu cellulaire.

Obs. 5. — *Abcès de la marge de l'anus, dégénérant en fistule borgne externe. — Imminence d'une infection tuberculeuse. — Traitement par l'acétate de cuivre. — Guérison* (communiquée par M. Luton).

Une dame, âgée de 34 ans, mère de deux enfants, habituellement bien portante, vit néanmoins sans motif sa santé s'altérer vers le commencement de l'été dernier. Elle perdit l'appétit, elle maigrit ; elle éprouvait une sensation douloureuse vague dans l'hypochondre droit. En même temps, son moral s'affectait, et elle accusait de vives appréhensions au sujet de son mal. Enfin un jour et après avoir longtemps hésité, elle nous avoua qu'elle avait quelque chose à l'anus. Il ne nous fut pas difficile de reconnaître en ce point l'existence d'un abcès bordant le côté gauche de l'anus, de la grosseur d'une noisette environ, et sur le point de s'ouvrir de lui-même. Il s'ouvrait en effet dès le lendemain, et restait longtemps sans tendance à la cicatrisation. Bientôt même l'ouverture prit une apparence d'un orifice fistuleux, en cul-de-poule. Toutefois cette fistule resta borgne externe.

Au milieu de tout cela, la santé générale au lieu de s'améliorer, s'affectait de plus en plus. L'amaigrissement s'aggravait. La douleur du côté droit, sans siège bien précis, persistait, et tourmentait beaucoup la malade. Une légère fièvre vespérale, suivie au cours de la nuit d'une faible transpiration, tout cela réuni, appela notre attention sur la possibilité d'une tuberculose, dont le germe était puisé dans l'abcès anal, suivant une loi qui n'est pas sans exemple.

Le traitement fut double, topique et général. L'abcès anal fut pansé avec une pommade à l'acétate de cuivre au millième, et chaque matin la malade prit une pilule composée d'acétate de cuivre 1 centigramme et extrait de noyer 5 centigrammes.

L'amélioration ne se fit pas attendre. Au bout de dix jours du traitement, elle n'était pas contestable. Elle se confirma par la suite, en continuant l'emploi des mêmes moyens ; et bientôt cette dame qui put aller passer quelque temps à la campagne, dut se considérer comme guérie : l'abcès fistuleux s'était complètement cicatrisé, la douleur pleurodynique avait disparu, l'embonpoint renaissait, etc. Bref, nous revoyons encore cette personne, mais elle a repris toutes les apparences de la santé.

On pourra sans doute contester le diagnostic tuberculose ; mais ce qui n'est pas discutable, c'est la relation de cause à effet qu'on ne peut pas ne pas établir entre la médication cuprique et la guérison de cette affection telle qu'elle est.

CHAPITRE III

Tuberculose des ganglions externes.

Les ganglions tuberculeux peuvent se présenter au point de vue clinique et thérapeutique sous trois formes différentes :

1° Ils sont simplement hypertrophiés et sans menace de suppuration ;

2° Ils suppurent ;

3° Ils sont ulcérés.

Ces trois types cliniques réagissent parfaitement sous l'action des sels de cuivre. Nous allons les étudier successivement.

1° L'engorgement ganglionnaire chez un scrofuleux, même dans sa première période de dégénérescence, est déjà tuberculeux. Ici la matière tuberculeuse à l'état de crudité représente la phase des granulations grises de la tuberculose pulmonaire. Dans ces conditions, la médication cuprique donne d'excellents résultats, et peut conduire à la guérison sans que la suppuration en soit l'aboutissant nécessaire.

Voici quelques observations à l'appui de cette affirmation, les unes empruntées à M. Luton, les autres personnelles.

Obs. 6. — *Adénopathie cervicale tuberculeuse.* — *Résolution sous l'influence d'une injection d'un sel de cuivre à distance.* (M. Luton.)

Une jeune fille, âgée de 20 ans, couturière, habitant les Ardennes, bien développée, mais blonde et lymphatique, portait au côté gauche du cou, au niveau et en contre-bas de l'angle de la mâchoire, une tumeur ganglionnaire assez considérable.

Cette tumeur s'étendait de l'angle de la mâchoire jusqu'à la partie inférieure du larynx. Elle formait deux masses distinctes superposées. Dans leur ensemble elles offraient le volume d'un œuf de poule. Du reste, aucun changement de couleur de la peau, aucune sensibilité à la pression. Les deux glandes roulaient facilement sous les doigts ; aucune adhérence aux parties voisines.

Sans nous arrêter à l'emploi de topiques qui auraient fini par porter atteinte à la peau et sans troubler l'estomac par des remèdes internes, nous lui fîmes à la hanche gauche une injection d'un gramme d'acétate de cuivre ammoniacal. Sous l'influence de ce traitement, les tumeurs ne tardèrent pas à entrer en résolution, sans s'animer d'une manière sensible. La résorption se fit peu à peu, et en trois mois, tout était terminé.

Obs. 7. — *Adénopathie tuberculeuse sous-maxillaire traitée et guérie par les pilules de cuivre.* — (M. Luton).

Il s'agit d'un jeune homme de 18 ans, couché au n° 26, salle St-Remi, à l'Hôtel-Dieu de Reims, et qui présentait au côté droit du cou et de la région sous-maxillaire, une tumeur du volume du poing et formée de ganglions conglomérés. Elle était chaude, légèrement douloureuse ; sa consistance était partout la même, et on ne percevait aucune fluctuation.

L'existence de cet engorgement ganglionnaire ne s'expliquait, du reste, que par le fait de quelques croûtes impétigineuses, siégeant aux oreilles, à la face, dans le cuir chevelu, etc.

Le traitement consista en frictions avec une pommade au phosphate de cuivre au 30ᵉ et dans l'administration de pilules d'acétophosphate de cuivre, une par jour.

Les résultats de cette médication furent rapides ; la tumeur diminua considérablement de volume, et nous touchions à la guérison, lorsque le malade, se croyant délivré, voulut sortir, et échappa ainsi à notre observation ultérieure.

Obs. 8. — *Tuberculose ganglionnaire chez une jeune fille de 17 ans.* — (M. Luton).

Lorsque nous vîmes cette jeune fille, elle présentait une masse ganglionnaire occupant la région de l'angle gauche de la mâchoire inférieure. Les glandes étaient agglomérées, douloureuses, tendues ; la pression ne parvenait pas à les isoler les uns des autres. A la suite de l'usage prolongé de pilules d'acétophosphate de cuivre, nous étions parvenu à réprimer cette espèce d'éruption ganglionnaire, dont le point de départ resta méconnu. Les ganglions diminués de volume se distinguaient bien les uns des autres et roulaient facilement sous les doigts. La crainte d'un abcès était écartée à peu près complètement. C'est alors que nous nous décidâmes à pratiquer une injection de phosphate de cuivre. La réaction a été très vive en raison de l'état général de la malade et de son irritabilité ; mais après un séjour au lit, prolongé avec intention, la malade est revenue à son état normal. Durant la fièvre provoquée par l'injection, nous avons pu constater que les ganglions étaient devenus plus douloureux et s'étaient légèrement tuméfiés. Après quoi le mouvement de résolution s'affirma et les ganglions s'effacèrent peu à peu.

Obs. 9. — *Adénopathie cervicale tuberculeuse, récidivée après opération, traitée et considérablement améliorée par les injections de cuivre.* (Personnelle.)

La nommée Chem... Marie, âgée de 13 ans, arrive à Berck pour des ganglions tuberculeux. Pas d'antécédents héréditaires. Rougeole à deux ans.

Il y a 8 mois, apparition de glandes dans les régions latérales du cou.

Elle va à la campagne, y reste deux mois. Entre à l'hôpital Tenon en février, où on pratique l'extirpation des ganglions. Ceux-ci récidivent rapidement.

Nous constatons : à gauche une tumeur volumineuse, limitée par une ligne allant de l'angle de la mâchoire au lobule de l'oreille en avant, et en arrière par une ligne partant de l'apophyse mastoïde pour gagner la partie moyenne de la région latérale du cou. En bas cette tumeur se perd insensiblement sous la peau. On constate deux cicatrices opératoires, l'une du lobule de l'oreille à la région sus-hyoïdienne, l'autre plus en arrière. Cette tumeur est dure, non fluctuante, très peu mobile, à nodosités irrégulières qui se continuent avec une pléiade de ganglions de la région sus-hyoïdienne latérale.

A droite, énorme masse bosselée, irrégulière, dure, peu mobile, empâtée, symétrique par rapport à celle de gauche, mais moins étendue. La peau qui la recouvre n'est pas rouge, ni ulcérée ; pas de traces opératoires.

22 *juin*. — Injection de sérum cuprique, quatre grammes.

7 *juillet*. — A droite, d'une façon générale, la masse paraît diminuée de volume, on distingue la présence de plaques dures, mobiles, roulant sous le doigt. A gauche, même état.

Injection de cuivre ammoniacal.

18. — Sensible diminution des deux côtés.

22. — A gauche, on constate la présence de quatre ganglions, deux de chaque côté de la cicatrice opératoire antérieure.

A droite, la masse ganglionnaire est encore diffuse. Injection de cuivre ammoniacal.

12 *août*. — Même traitement.

28. — La diminution s'accentue. Le cou commence à se dessiner et à reprendre son volume.

Même traitement.

13 *septembre*. — Même état. Sérum cuprique, quatre grammes.

30. — Continuation de l'amélioration. Même traitement.

17 *octobre*. — Même traitement.

Au commencement de novembre, la masse ganglionnaire des deux côtés du cou a considérablement diminué. Le cou a repris à peu près sa forme et son volume normal.

On pourra nous objecter à propos de cette observation que l'amélioration considérable que nous constatons, est due à l'heureuse influence du climat maritime. Nous ne nierons pas que cette influence a pu se faire sentir dans ce cas, mais la régression de l'adénopathie ne peut être due à la seule action de la mer. Outre que celle-ci est lente, au point que Cazin dans ses statistiques compte une moyenne de 449 jours pour obtenir le même résultat, par le seul fait de l'influence du climat maritime, nous ferons remarquer que nous avons pu fournir des faits équivalents, en dehors de toute action de la mer.

Cependant même au bord de la mer, il est des cas où la résolution des ganglions est tellement lente, que l'on désespère de la guérison. Le fait est rare heureusement ; nous n'en avons qu'une observation et encore avons-nous fini par obtenir un résultat assez satisfaisant. En voici l'observation :

Obs. 10. — *Adénopathie tuberculeuse à résolution lente, traitée par les injections cupriques.* — *Amélioration* (Personnelle).

La nommée Séj... Marguerite, agée de 14 ans, présente une tumeur ganglionnaire de la région parotidienne droite. Pas d'antécédents héréditaires, ni personnels.

Le début de l'adénite date de trois ou quatre ans. Elle a été opérée deux fois. La dernière récidive date de 8 mois. L'enfant est à Berck depuis novembre 1890. L'adénite a paru augmenter depuis cette époque.

Le 20 *mai* 1893, nous trouvons dans la région parotidienne droite une tumeur dure, allongée dans le sens vertical, mobile sous le doigt, d'une longueur de 4 centimètres sur une largeur de 2 centimètres. Pas douloureuse ; sensation fibreuse à la pression. La peau, de coloration normale, glisse à la surface.

Série de ganglions profonds dans la région sus-hyoïdienne latérale droite. Au-dessous de la tumeur principale et lui faisant suite, on délimite une autre masse globuleuse, dure, roulant sous le doigt. Au-dessous encore, trois ganglions de la grosseur d'une noisette, correspondent à la partie inférieure de la cicatrice opératoire. Chaîne de ganglions sur le bord postérieur du muscle sternomastoïdien et se prolongeant dans le creux sus-claviculaire.

A partir du 20 mai, nous pratiquons tous les quinze jours une injection de phosphate de cuivre. Le 30 juin, nous constatons un commencement de résolution du ganglion principal. Le 12 août, ce ganglion et la masse globuleuse lui faisant suite sont réduits à une longueur de 3 centimètres de long. La diminution continue lentement, et en novembre, le gros ganglion fait à peine saillie sous la peau ; il est dur, très petit et roule sous le doigt. Les autres ganglions sont encore sensibles, mais tous très atténués.

Le traitement continue et nous ne désespérons pas d'arriver à un résultat plus complet.

Outre ces observations, on trouvera dans le cours de ce travail, d'autres cas d'adénopathie ganglionnaire indépendante de lésions bacillaires plus importantes. Il est en effet très commun de rencontrer la tuberculose ganglionnaire établie chez le même sujet, et évoluant à côté d'autres manifestations tuberculeuses. (Voir l'observation 38, page 101).

De plus, il ne faut pas oublier que le plus souvent les différentes parties des masses ganglionnaires ne se trouvent pas à la même phase de leur évolution. A côté d'un ganglion simplement engorgé, d'autres peuvent être déjà en voie de ramollissement, ou de crétification. Les effets du traitement différencient nécessairement les cas. Voici un exemple de ce genre.

Obs. 11. — *Tuberculose ganglionnaire du cou, traitée par les injections de phosphate de cuivre.* (Personnelle).

La nommée B... Louise, âgée de 11 ans, entre aux Enfants-Malades, salle Bouvier n° 6, à la fin du mois de juillet 1892.

Elle présente sur le côté droit du cou un paquet énorme de ganglions tuberculeux datant de 6 mois. La région carotidienne est complètement déformée par la saillie que forme la tumeur ganglionnaire. La tête est fléchie du côté opposé. Les ganglions sont adhérents les uns aux autres, et forment une masse mamelonnée et compacte.

Il existe en un point de la fluctuation indiquant la présence d'un abcès.

Injection à la hanche le 1er août.

2 *août.* — L'abcès menaçant de s'ouvrir au dehors, il est incisé par M. de Saint-Germain. Il en sort un pus grumeleux. Pansement à l'iodoforme. Il y a 2 jours de fièvre, puis la température se relève légèrement en subissant quelques oscillations qui durent peu. La plaie se cicatrise lentement.

A partir du 9 août, nous donnons une pilule de cuivre tous les jours pendant 8 jours. Les ganglions deviennent plus mobiles, et commencent à diminuer progressivement.

29 *septembre.* — Nouvelle injection. Légère tuméfaction des ganglions dont la régression se manifeste franchement au bout de quelques jours.

10 *octobre.* — Les ganglions très diminués font à peine relief sous la peau.

Pour arriver à un résultat complet, nous faisons encore une injection le 19 octobre. Le 31, un seul ganglion est à peine perceptible ; à la palpation il y a encore quelques ganglions profonds.

Voir de plus l'observation suivante.

2° Les abcès froids ganglionnaires soumis à la médication cuprique diminuent de volume et même disparaissent complètement. Cependant ils peuvent s'ouvrir au dehors ; il est en effet des cas où la régression n'est plus possible, et où l'on ne peut affirmer que l'écoulement du pus sera évité. Mais quoi qu'il arrive, la guérison se produira et dans le dernier cas, on n'obtiendra jamais d'ulcérations caverneuses, comme on en rencontre tant à la suite de ganglions ulcérés. Du reste, lorsqu'on se trouvera en présence d'un abcès ganglionnaire, il sera sage d'atténuer fortement les doses de cuivre et, en tâtant d'abord en quelque sorte le terrain, l'on évitera, par l'emploi d'une, de deux ou de trois seringues seulement de sérum cuprique, une réaction trop vive.

Nous avons recueilli à l'hôpital de Berck une observation très remarquable d'abcès ganglionnaires résorbés sous l'influence du traitement cuprique. On y rencontre en outre les deux autres types cliniques de l'adénopathie tuberculeuse : l'hypertrophie simple et l'ulcération. C'est un type parfait de scrofule.

Obs. 12. — *Ganglions tuberculeux. — Abcès froids et ulcérations ganglionnaires de la région cervicale. — Ulcérations ganglionnaires du pli de l'aine.* (Personnelle.)

La nommée B... Marguerite, âgée de 12 ans et 1/2, arrive à Berck dans le milieu de juin 1893.

A 8 ans, à la suite d'une rougeole, apparition d'une masse ganglionnaire au niveau de la mâchoire inférieure. Trois mois après, elle est atteinte de coqueluche suivie au bout de deux mois d'une nouvelle poussée ganglionnaire derrière le lobule de l'oreille gauche et dans la région sous-mentonnière. Depuis un mois, apparition d'une ulcération au niveau de la région latérale droite du cou, et d'un nouveau ganglion au niveau de la région latérale gauche.

A son arrivée, nous constatons des ulcérations au niveau de la région parotidienne et sus-hyoïdienne latérale du côté gauche. La supérieure, près du lobule de l'oreille, est saillante, bourgeonnante et couverte de croûtes. Au-dessous, se trouve une ulcération anfractueuse de la dimension d'une pièce de deux francs. Une ulcération au niveau du bord inférieur du maxillaire est également recouverte de croûtes.

Au-dessous du menton, deux ulcérations, réunies par un pont cicatriciel, présentent les mêmes caractères. L'une d'elles repose sur une masse indurée grosse comme une noix.

Egalement au niveau de la partie latérale gauche du cou, se trouve une tumeur globuleuse, allongée, mollasse, fluctuante et mobile sur les parties profondes. Son volume est celui d'une mandarine. On distingue nettement au-dessus et au-dessous d'elle de petits ganglions durs, roulant sous le doigt. La peau commence à rougir.

A droite, nous constatons, dans la région sterno-mastoïdienne, une large excavation de la grandeur d'une pièce de cinq francs, à bords déchiquetés, taillés à l'emporte-pièce ; le centre est rempli par un tissu rouge, bourgeonnant, avec un îlot blanchâtre, allongé dans le sens vertical. Tout autour de l'ulcération, la peau a une teinte vineuse dans une étendue d'un centimètre et demi.

Nous constatons encore une tumeur correspondant à la partie inférieure de la parotide droite, inégale, bosselée, dure à sa partie interne, fluctuante à sa partie externe.

En outre il existe au niveau du bord inférieur droit de la mâchoire inférieure une tumeur volumineuse, mobile dans le sens horizontal, peu dans le sens vertical, de la grosseur d'une petite mandarine, dure sans menace de suppuration.

Enfin, il y a trois ulcérations ganglionnaires dans le pli de l'aine droit.

22 *juin*. — Injection à la hanche de 4 grammes de sérum cuprique.

Les ulcérations seront pansées tous les jours à la vaseline cuprique au 1000e.

30. — La masse ganglionnaire sous-jacente aux ulcérations sousmentonnières semble diminuer de volume. A droite, la grande excavation a tendance à se combler. Les points bourgeonnants se recouvrent d'une légère couche épidermique, l'îlot central est recouvert de tissu cicatriciel.

L'abcès froid de la région latérale gauche paraît légèrement diminué.

7 juillet. — *A droite*, les bords de la grande ulcération ne sont plus taillés à pic, ils forment bourrelet.

L'abcès froid a augmenté de volume. La peau à son niveau présente un aspect violacé.

Le ganglion sous-maxillaire a diminué de volume. Il est plus mobile.

A gauche, l'abcès a diminué ; il est plus fluctuant.

Des ulcérations de la région latérale, la supérieure n'a pas changé ; celle de dessous marche vers la cicatrisation ; celle qui se trouve au niveau du bord inférieur de la mâchoire est fermée.

Deuxième injection : 1 gramme de cuivre ammoniacàl. Continuation de la pommade.

12. — *A droite*, la cavité de la grande ulcération se rétrécit.

L'abcès a diminué de volume, ainsi que le ganglion sous-maxillaire.

A gauche, l'abcès continue à diminuer.

18. — *A droite*, l'abcès a laissé écouler un peu de sérosité ; l'orifice d'évacuation est à peine visible.

Diminution de la tumeur sous-maxillaire et de l'abcès de gauche. Les ulcérations sont en voie de guérison. Celles du pli de l'aine sont cicatrisées.

22. — *A gauche*, l'abcès ne forme presque plus de relief sous la peau. La largeur de la tumeur équivaut à celle d'une pièce de deux francs.

L'ulcération supérieure a peu changé. Celle de dessous, qui au début était grande cemme une pièce de deux francs, est réduite à la surface d'une grosse lentille. Les ulcérations sous-mentionnées sont cicatrisées.

A droite, la grande excavation, primitivement de l'étendue d'une pièce de cinq francs, est comme une pièce de deux francs.

L'abcès a diminué de volume.

Le ganglion sous-maxillaire est de la grosseur d'une petite noix.

Injection de cuivre ammoniacal.

12 *août*. — *A gauche*, encore uu peu de fluctuation de l'abcès.

L'ulcération supérieure est presque cicatrisée. Celle de dessous l'est complètement.

Les autres lésions ne présentent pas de changement notable.

Injection de cuivre ammoniacal.

28. — *A gauche*, l'abcès n'est plus du tout saillant sous la peau ; on ne sent plus d'induration sous-jacente. Fluctuation dans l'étendue d'une pièce de un franc.

A droite, l'abcès est comme une pièce de cinquante centimes à sa partie inférieure, presque imperceptible à sa partie supérieure.

Le ganglion sous-maxillaire est comme une noisette.

Injection de cuivre ammoniacal.

13 *septembre*. — Tout est cicatrisé.

Injection de cuivre ammoniacal.

L'enfant est réclamé par ses parents à la fin de septembre. Au moment de son départ, l'abcès de droite ne présente plus qu'une petite masse indurée. L'abcès de gauche est de la largeur d'une pièce de un franc. Le ganglion sous-maxillaire est comme une petite noisette. Nous faisons la veille du départ une dernière injection de 4 grammes de sérum cuprique.

Nous avons revu l'enfant à Paris le 18 novembre. Le ganglion sous-maxillaire était inappréciable. Il n'y avait plus de fluctuation en aucun point. Sous les anciennes cicatrices, ainsi qu'à la place des abcès, quelques petits points indurés.

Cette observation démontre péremptoirement l'action du cuivre dans l'adénite tuberculeuse, et il serait vraiment malaisé d'objecter que le climat maritime et les bains de mer ont suffi pour opérer la guérison. Outre que nous trouverons plus loin des faits analogues (abcès froids d'origine osseuse, résorbés en dehors de toute influence maritime), nous avons pour nous l'opinion de Van Merris, cité par Cazin dans son ouvrage sur l'*Influence des bains de mer sur la scrofule des enfants* (page 131) : Pour Van Merris en effet, le ramollissement et la suppuration ne peuvent que recevoir de la mer une excitation nuisible ; et partageant au point de vue du traitement marin, comme nous l'avons fait, la marche des adénopathies en trois périodes : hypertrophie, suppuration et réparation, il pense que la première et la troisième se trouvent bien de la thérapeutique de la mer ; et que si toutes les trois périodes coexistent chez le même individu, la même différence s'observe quant aux résultats du traitement. Ici, nous avons vu les trois états de l'adénopathie influencés à la fois heureusement et le retour à l'état normal comme conclusion de l'observation.

Voici une autre observation dans laquelle il s'agit d'un abcès migrateur, ouvert au bistouri et cicatrisé rapidement.

Obs. 13. — *Adénopathie sous-maxillaire.* — *Suppuration et migration de l'abcès.* — *Ouverture et fistule consécutive, guérison* (Communiquée par M. Luton).

Le nommé P... Lucien, âgé de 23 ans, garçon d'office, est entré à l'Hôtel-Dieu de Reims (salle St-Remi, n° 11) porteur d'une tumeur occupant la région sous-auriculaire, à droite. Cette tumeur arrondie, de la grosseur d'un petit œuf, était chaude, douloureuse et assez dure. Elle évolua vers la suppuration et, avant qu'on put songer à l'ouvrir, elle montra une grande tendance à la migration en suivant les lois de la déclivité. Elle s'abaissa le long du bord interne du sternomastoïdien et arriva ainsi au contact de la clavicule droite. A ce moment l'abcès fut ouvert au bistouri ; néanmoins en dépit de la largeur de l'ouverture, il se fit une première fusée jusqu'au devant du grand pectoral et une seconde qui arriva au devant de la fourchette sternale. Différentes ouvertures furent pratiquées qui devinrent rapidement fongueuses.

Ce malade fut soumis à la médication cuprique par voie sous-cutanée on stomacale ; des cylindres cupriques furent même introduits dans les trajets fistuleux et, des toniques aidant, la guérison ne tarda pas à se faire.

Le malade, entré le 25 juillet, sortait de l'hôpital le 25 septembre suivant.

La suppuration des ganglions tuberculeux ne suit pas toujours une marche aussi lente et aussi torpide. Il est plus habituel de voir le ganglion ramolli subir une poussée aiguë et aboutir rapidement à l'évacuation au dehors, laissant le plus souvent un trajet fistuleux ou une ulcération, Dans ce cas, si l'on n'a pas recours aux moyens chirurgicaux, la médication cuprique agira en précipitant les événements ; il ne faudra guère compter sur une rétrogradation des accidents.

Obs. 14. — *Adénopathie cervicale suppurée. Evacuation de la matière caséeuse sous l'influence du cuivre, guérison* (Communiquée par M. Luton).

Il s'agit d'un homme de 24 ans, cultivateur, présentant depuis un certain temps des troubles dyspeptiques. Cet état bien caractérisé semblait s'invétérer et ne cédait à rien. On finit par soupçonner quelque tuberculose latente, souvent masquée par des troubles gastriques, et le malade fut soumis à la médication cuprique : vingt pilules d'acétate de cuivre à 1 centigramme, une par jour.

Le malade vint nous revoir au bout de vingt jours, ayant pris toutes ses pilules, et nous affirmant que rien dans sa santé ne lui paraissait changé, ni en mieux, ni en pire. Cependant au moment de nous quitter, il nous fit remarquer qu'il portait au cou une sorte de gros furoncle ouvert et suppurant : c'était un ganglion en pleine voie d'évacuation caséeuse. Il convint qu'il portait là auparavant une petite tumeur roulante et insensible.

Sous l'influence des pilules cupriques, le ganglion ramolli s'était ouvert spontanément. Il ne tarda pas du reste à se cicatriser rapidement.

3° Enfin l'on peut obtenir la cicatrisation des ulcérations tuberculeuses qui se produisent à la suite de l'ouverture des abcès ganglionnaires dans un laps de temps relativement court. Nous avons pu en recueillir à Berck un certain nombre d'observations. Dans certains cas, nous nous sommes contenté de l'application journalière de vaseline à l'acétate de cuivre au 1000me sur les ulcérations. Le plus souvent, nous y avons joint en même temps l'injection hypodermique pour hâter la cicatrisation et lorsque les ulcérations réduites à un trajet fistuleux reposaient sur une base indurée, formée par un ganglion en voie d'élimination.

Outre l'observation n° 12, rapportée plus haut, et qui nous offre un bel exemple d'ulcérations ganglionnaires guéries par la médication cuprique, voici les résultats que nous avons obtenus.

Obs. 15. — *Ulcération ganglionnaire de l'angle de la mâchoire, traitée par la vaseline cuprique, guérison.* (Personnelle.)

La nommée C... Jeanne, âgée de 10 ans, entrée à l'hôpital maritime, présente à son arrivée en février 1893 une vaste ulcération au niveau de l'angle de la mâchoire droit. Elle est cautérisée à plusieurs reprises au nitrate d'argent. Au moment ou nous commençons le traitement, c'est-à-dire le 20 mai, nous constatons la présence d'une ulcération allongée dans le sens vertical, bourgeonnante ; à sa partie inférieure, et réunie par un pont de peau à peu près saine, existe une autre ulcération recouverte de croûtes.

A la racine du cou, se trouvent deux petites cicatrices. On trouve des ganglions à la région mentonnière.

Le 20 *mai* et les jours suivants, application de pommade à l'acétate de cuivre.

Le 26 *juin*, l'ulcération est complètement fermée.

Obs. 16. — *Ulcérations ganglionnaires de la région parotidienne droite, traitée par la vaseline cuprique, guérison.* (Personnelle.)

Le nommé Wertm... Jacques, âgé de 4 ans, entre au Petit-Hôpital de Berck, en mai 1893.

Au niveau du sourcil droit, on constate une plaque de tissu cicatriciel, occupant toute l'étendue du sourcil. Déprimée à son centre, elle est limitée par une ligne de petites éminences en forme de verrues, principalement au niveau de l'extrémité interne, de la grosseur d'une tête d'épingle. Cette cicatrice ne peut être que la trace d'un lupus guéri.

Au niveau de la parotide droite, on trouve deux plaques rouges ulcérées, l'une supérieure, l'autre inférieure, de la grandeur d'une pièce de cinquante centimes, séparées par un intervalle de peau saine et suppurant abondamment.

Pansement journalier à la vaseline cuprique, à partir du 18 mai.

1er *juin*. — Les deux ulcérations sont presque fermées et donnent très peu de pus.

12. — La plaque supérieure, considérablement améliorée, présente à sa partie centrale une ulcération de la grandeur d'une tête d'épingle, qui suinte légèrement. L'inférieure est fermée.

15. — Les ulcérations sont cicatrisées.

La guérison est définitive. En novembre, il n'y avait aucune tendance à la récidive, et les traces de la lésion s'effaçaient peu à peu. Le lupus cicatrisé, sur lequel à plusieurs reprises on appliqua un pansement à la vaseline cuprique n'a jamais donné de réaction et paraît par conséquent définitivement guéri.

Obs. 17. — *Ulcération ganglionnaire traitée par la vaseline cuprique, guérison.* (Personnelle.)

La nommée B... Marie, âgée de 8 ans, présente une adénite sterno-mastoïdienne droite, datant de 1 an. Le ganglion est ulcéré depuis 6 mois, époque à laquelle on a pratiqué l'incision de l'abcès.

A son arrivée à Berck, aux Enfants-Assistés, l'ulcération était réduite à une fistule qui ne tarda pas à se fermer, mais pour se rouvrir pendant que l'enfant contractait une pneumonie à la date du 6 juin 1893. Cette pneumonie du reste est de nature douteuse.

20 juillet. — Nous constatons une ulcération de 5 centimètres de long, sur 1 centimètre de large, à base légèrement indurée et suppurant abondamment.

Pommade cuprique tous les jours.

1er août. — L'ulcération est déjà très sensible, et le 8 *septembre*, la cicatrisation est parfaite, sans induration sous-jacente.

Obs. 18. — *Ulcération ganglionnaire traitée par la vaseline cuprique et une injection de phosphate de cuivre, guérison.* (Personnelle.)

La nommée E... Alice, âgée de 8 ans 1/2 présente au niveau de la région parotidienne et de l'angle de la mâchoire gauche une plaque allongée dans le sens vertical, de 5 centimètres environ, rouge sur ses bords, recouverte à sa partie centrale de croûtes épaisses. A la partie inférieure de la plaque se trouve une petite éminence pédiculée de la grosseur d'un grain de chènevis. La zone périphérique rougeâtre présente une largeur d'environ un centimètre.

Au-dessous on sent une masse ganglionnaire dure, mobile, qui dépasse la grandeur de la plaque dans sa partie supérieure. Légers petits ganglions dans la région sous-hyoïdienne latérale.

22 juin. — Injection de phosphate de cuivre, un gramme, et application de vaseline cuprique tous le jours.

7 juillet. — Tout est cicatrisé.

Tous ces cas peuvent être considérés comme bénins : la lésion est unique, superficielle, et l'action topique du cuivre s'exerce sans difficulté. Voici maintenant des observations où les ulcérations plus ou moins nombreuses, plus ou moins anfractueuses, présentent par conséquent moins de commodité pour agir topiquement. Dans certains cas même, le ganglion suppuré ne communique avec l'extérieur que par un trajet fistuleux étroit, et il y a lieu de favoriser la cicatrisation en appliquant la médication cuprique *intus et extra*.

Obs. 19. — *Ulcérations ganglionnaires multiples, traitées par une injection de sérum cuprique et la vaseline cuprique, guérison.* (Personnelle.)

Le nommé H.., âgé de 13 ans, entre à Berck en juin 1893 pour des ulcérations d'origine ganglionnaire. Le début de l'adénopathie date de cinq ans. Les ulcérations existent depuis environ deux ans.

Il présente un collier d'ulcérations enveloppant toute la région sous-maxillaire d'une oreille à l'autre. A droite, on trouve une ulcération sous le lobule de l'oreille, deux autres au niveau de l'angle de la mâchoire, une dernière au niveau de la glande sous-maxillaire. Au niveau de la partie médiane du cou on constate la trace d'une ulcération en V partant de l'os hyoïde et enveloppant par ses deux branches la région sous-mentonnière. A gauche, nous trouvons une ulcération en avant du pavillon de l'oreille, une autre plus inférieure dans le prolongement de celle-ci, une autre enfin au-dessous de l'angle de la mâchoire.

Le tout sur un fond plus ou moins induré, et recouvert de croûtes.

Application de la pommade au commencement de juillet.

Au 20 *juillet*, restent ouvertes encore, mais très diminuées, les deux ulcérations de l'angle de la mâchoire à droite ; à gauche l'ulcération supérieure et l'ulcération de l'angle de la mâchoire.

L'induration de l'ulcération sous le lobule de l'oreille droite a disparu, ainsi que les indurations des ulcérations de gauche.

8 *septembre*. — Le travail de réparation et de cicatrisation nous paraissant trop lent, nous pratiquons une injection de 4 grammes de sérum cuprique.

20. — Tout est cicatrisé. Le malade réclamé par ses parents quitte Berck, échappant ainsi à notre observation ultérieure.

Obs. 20. — *Ulcérations ganglionnaires traitées par la vaseline cuprique et deux injections de cuivre, guérison.* (Personnelle.)

La nommée M... Ernestine, âgée de 10 ans 1/2, nous présente une ulcération au niveau de la parotide gauche ; au-dessous et au niveau de l'angle de la mâchoire, cicatrices multiples reliées par des intervalles de peau saine. Une des cicatrices présente à son centre une ulcération, suppurant légèrement. Une autre offre une ulcération à l'emporte-pièce peu étendue. Toute la région sous-mentonnière est occupée par une plaque rougeâtre, ulcérée en deux points. Toute la région est dure, empâtée, non douloureuse. Un point sur la ligne médiane est le siège d'une légère fluctuation. La joue gauche présente une plaque cicatricielle gaufrée, dont le centre est recouvert de croûtes et parsemée d'éminences verruqueuses dont l'une atteint la grosseur d'un pois.

A partir du 5 *juin*, vaseline cuprique sur les points ulcérés.

19. — L'amélioration est sensible d'un façon générale ; la région sous-mentonnière est le siège d'une inflammation assez intense.

30. — L'ulcération de la joue paraît guérie. L'ulcération siégeant au niveau de l'oreille gauche est cicatrisée, sauf quelques petits points à peine visibles d'où s'écoule à la pression une matière séro-purulente. La plaque sous-mentonnière va beaucoup mieux et présente quelques petites pertes de substance à l'emporte-pièce.

A cette date, injection de phosphate de cuivre : 1 gramme.

22 *juillet*. — Injection d'acétate de cuivre ammoniacal.

29. — Tout est cicatrisé.

Au commencement d'août, quelques petits points se rouvrent, mais après une nouvelle application de vaseline cuprique pendant trois ou quatre jours, ils se cicatrisent. Jusqu'en novembre, la cicatrisation s'est maintenue et la guérison paraît définitive.

Obs. 21. — *Ulcérations ganglionnaires multiples, traitées par deux injections cupriques et la pommade, guérison.* (Personnelle.)

Le nommé S.... Fernand, âgé de 14 ans 1/2, est affecté de ganglions tuberculeux depuis l'âge de 7 ans. Il entre à l'hôpital de Berck en avril 1893 et présente trois ulcérations : une dans la région sous-mentonnière, une dans la région latérale droite du cou et une autre au-dessus de celle-ci.

Ces ulcérations sont pansées jusqu'en juin à la gaze iodoformée, sans résultat appréciable. L'ulcération inférieure s'agrandit au contraire.

24 juin. Nous constatons sous le menton une ulcération grande comme une pièce de 20 centimes, excavée à son centre, circonscrite par un bourrelet de un demi-millimètre ; le fond est tapissé d'une matière jaunâtre. A côté, se trouve un point rouge non ulcéré ; les deux parties reposent sur une surface indurée, douloureuse à la pression, occupant la région sus-hyoïdienne médiane.

A gauche, se trouve un ganglion comme une petite noix, dur, roulant sous le doigt.

A droite, l'ulcération de la région sus-hyoïdienne latérale, de la grandeur d'une pièce de 20 centimes est excavée à son centre et circonscrite par un bourrelet rouge d'un millimètre de largeur.

Au-dessous, se trouve une plaque présentant deux parties distinctes : une partie supérieure, allongée verticalement, de la grandeur d'une pièce de 2 francs, déchiquetée sur ses bords, ulcérée à sa partie centrale, avec un fond grisâtre, entourée d'une zône rouge de 1 centimètre ; une partie inférieure non ulcérée, rouge, tuméfiée, très douloureuse à la pression, non fluctuante, allongée également dans le sens vertical, de même dimension que la partie supérieure.

Injection de phosphate de cuivre, 1 gramme. Application journalière de vaseline cuprique.

7 juillet. — On constate une certaine amélioration.

Injection d'acétate de cuivre ammoniacal.

28. — Amélioration très sensible. L'ulcération latérale droite inférieure, qui tend à la cicatrisation, se rétrécit de plus en plus.

Au commencement du mois d'août, la cicatrisation des diverses ulcérations marche rapidement et le 30 du même mois, tout est terminé.

Nous terminerons ce chapitre en faisant remarquer qu'il faut éviter autant que possible l'irritation que peut provo-

quer l'application continue de vaseline à l'acétate de cuivre. Dans certains cas, il nous a paru nécessaire de suspen-
dre pendant un ou deux jours le pansement à la pommade
cuprique. On pourrait arriver au même résultat en employant, le cas échéant, un topique encore plus faible, soit
une pommade au 2000°.

CHAPITRE IV

Tuberculose articulaire.

Nous avons déjà publié à la fin de l'année 1892, dans la
Revue mensuelle des maladies de l'enfance, un travail sur
le traitement de la tuberculose articulaire par les sels de
cuivre. Pour donner une vue générale de la méthode et l'appuyer sur un ensemble de faits permettant de juger la question au point où elle se trouve, nous serons obligé dans le
cours de ce chapitre de reprendre quelques-unes des observations que nous avons déjà produites. Pendant notre
internat à l'hôpital de Berck, en effet, nous nous sommes
surtout occupé de la tuberculose ganglionnaire, cutanée
et osseuse ; de plus on trouve principalement à l'hôpital
maritime des arthrites tuberculeuses à lésions très avancées et réclamant pour la plupart une intervention chirurgicale ; et nous serions assez embarrassé pour rapporter
de nouveaux faits de tuberculose articulaire récente.

C'est qu'en effet, il faut établir une grande distinction
entre les arthrites récentes et les arthrites anciennes au
point de vue de la thérapeutique, et c'est une banalité d'a-
jouter qu'avec les procédés ordinaires les unes sont plus
faciles à enrayer que les autres. La médication cuprique
n'échappe pas à cette loi et si elle donne des succès rapides
lorsque la lésion est peu avancée, ce n'est qu'avec le temps

qu'elle finit par avoir raison de la tuberculose articulaire plus ancienne.

Il en est de même pour les arthrites à marche aiguë, à évolution rapide, celles dont l'apparition et l'implantation peuvent être comparées à l'installation d'une maladie fébrile : ces arthrites semblent de celles qui sont le plus justiciable de la méthode et le plus accessible à la thérapeutique.

Au début, alors que l'arthrite est loin d'avoir pris l'apparence et la marche de la tumeur blanche, la médication cuprique amène une résolution rapide et une disparition complète des symptômes inquiétants. D'où la nécessité pour le praticien de ne pas s'attarder aux méthodes classiques, lorsqu'il tentera d'appliquer le traitement que nous exposons, au lieu de s'adresser à lui de guerre lasse et à bout de ressources thérapeutiques.

A cette époque de l'arthrite tuberculeuse, nous pensons qu'il n'est pas nécessaire de faire intervenir les moyens que la chirurgie met à notre disposition ; nous voulons parler de l'immobilisation et de l'extension continue. Voilà un enfant qui souffre depuis quelques semaines de la hanche ; le membre inférieur, contracturé par la douleur, se trouve déjà dans une attitude vicieuse, mais non définitive ; le diagnostic ne laisse aucun doute. A la suite d'une injection d'un sel de cuivre, tous ces accidents disparaissent ; et ceci n'est pas une vue de l'esprit : nous en rapportons plus loin des exemples frappants. De quelle utilité sera tout cet appareil et à quel but répondra-t-il ?

Voulons-nous donc dire par là qu'il faudra se contenter de ce résultat, croire la maladie terminée et ne plus s'en occuper ? Nous sommes loin d'avoir une telle pensée et nous ne pouvons être accusé d'une pareille insouciance. L'enfant convalescent ne peut être livré à lui-même et si nous ne voyons pas l'obligation de le laisser pendant des mois et des années allongé sur son lit ou dans une de ces nombreuses voitures que l'on rencontre dans les jardins publics et au bord de la mer, nous voulons qu'il soit constamment surveillé et que si on lui permet la marche, ce soit absolument par grande faveur et tout à fait exceptionnellement. M. Luton a traité des coxalgies de cette façon ; depuis plus de trois ans, il n'y a jamais eu de retour des accidents et il est vraisemblable qu'au bout d'une période aussi longue tout danger est écarté. Pour notre part, il ne nous est pas possible d'appuyer notre dire d'observations personnelles, portant sur un laps de temps aussi considérable. Il est difficile en effet dans les hôpitaux de suivre les malades assez longtemps après leur sortie et surtout il est presque impossible de faire comprendre aux parents qui voient leur enfant rétabli qu'ils doivent l'entourer de soins, user de grands ménagements envers lui et que la guérison parfaite est problématique.

Lorsque la maladie est plus avancée, et qu'à la suite du traitement, la *restitutio ad integrum* ne s'est pas faite, qu'il reste une raideur de la jointure et une attitude vicieuse du membre, bien que toute douleur ait disparu et qu'on ne puisse constater la présence de fongosités, on est livré au doute et à l'hypothèse. Dans le cas d'une coxalgie par exemple, l'enfant marche sans douleur ; il boite, mais cette boiterie est la conséquence d'un changement de longueur dans le membre atteint : pourra-t-on affirmer que le mal est conjuré et que la guérison est certaine? Nous ne pouvons, à l'état où se trouve la question, nous baser sur la réaction fébrile que donne l'injection cuprique, car nous avons observé un cas où elle finit par ne plus se produire, malgré la persistance de l'arthrite. C'est alors que, en dehors des cas particuliers où il faudra corriger certaines attitudes vicieuses par l'application d'appareils, nous ferons appel à un repos encore plus complet et à une surveillance plus absolue, la maladie pouvant continuer son évolution sourdement et surprendre brusquement le médecin par son passage à une autre période ou par l'apparition d'un abcès. Cependant il ne faudra pas renoncer au traitement cuprique ; on devra le continuer longtemps encore, enfin considérer l'arthrite comme une tumeur blanche fongueuse et non douloureuse.

Dans ce dernier cas, l'on ne peut se baser que sur un symptôme : la présence des fongosités. C'est la tumeur chronique par excellence. Que la douleur les accompagne ou non, l'arthrite ne sera guérie que lorsque les fongosités auront disparu ou seront remplacées par un tissu fibreux ayant étouffé les éléments tuberculeux. Là encore, le cuivre peut agir, plus ou moins lentement, il est vrai, mais nous avons vu des tumeurs blanches guérir complètement ou diminuer considérablement de volume à la suite du traitement et récupérer des mouvements primitivement abolis.

Mais il faudra agir avec discernement : dans certains cas où les fongosités ont tendance au ramollissement et où l'aspect général de la tumeur annonce une disposition à la suppuration, il sera nécessaire de prendre de grandes précautions pour éviter la formation de l'abcès. Ces précautions résident entièrement dans la façon dont on appliquera le traitement : c'est alors qu'on devra le réduire au minimum, en se servant du sérum cuprique, par exemple ; un gramme de cette solution suffira largement et l'on pourra répéter les injections comme dans les autres cas.

Quelle conduite devra-t-on tenir en présence d'une tumeur blanche avec abcès ? Si nous nous reportons à ce que nous avons vu à propos des abcès froids ganglionnaires et à ce que nous observerons plus loin au sujet des abcès ossifluents, il semble que par analogie nous pouvons espérer la résorption de l'abcès articulaire. Nous ne le nions pas ; mais nous n'avons malheureusement pas la preuve de ce que nous avançons pour ce cas particulier. De plus il y a des abcès qui présentent un tel volume qu'il faudrait un temps considérable pour obtenir leur résorption complète. Dans cette occurrence, nous pensons que la médication cuprique ne doit pas être rejetée, mais on la réduira au minimum comme nous le proposions pour les abcès froids ganglionnaires : nous y ajouterons la ponction, comme on la pratique d'habitude, et débarrassé momentanément de cet élément accessoire, nous attendrons les effets du traitement, en renouvelant l'opération évacuatrice chaque fois que cela sera nécessaire et en évitant surtout la formation des fistules.

Si nous sommes obligé de nous livrer à des suppositions et de nous contenter d'indiquer la marche que nous suivrions en présence d'une tumeur blanche avec abcès, nous sommes plus autorisé à démontrer que, dans le cas d'arthrites fistuleuses, le cuivre peut exercer une action bienfaisante. Dans un cas de coxalgie suppurée et fistuleuse, nous avons obtenu la fermeture complète de la fistule, dans un laps de temps relativement court. Mais là, le moyen d'introduction du cuivre dans l'organisme a différé de ce que nous faisions d'habitude. Nous nous sommes contenté en effet de pratiquer des lavages du trajet fistuleux deux fois par semaine en employant une solution d'acétate de cuivre au 1000ème. La cicatrisation a eu lieu en deux mois, sans accident d'aucune sorte. Il est à peine besoin de faire remarquer que dans ces derniers cas, l'immobilisation complète doit être la règle, soit au moyen de gouttière et d'appareils plâtrés, soit en employant l'extension continue pour la coxalgie.

Tel est l'exposé général du traitement des arthrites tuberculeuses par les sels de cuivre. Examinons maintenant chaque cas en particulier.

1° *L'arthrite tuberculeuse est à la période de début ou peu avancée.*

Nous ne nous étendrons pas longuement sur la réaction locale qui suit l'injection de phosphate de cuivre et que nous avons déjà indiquée plus haut (page 25). Elle est surtout sensible chez les coxalgiques et d'autant plus appréciable que l'arthrite se rapproche de la période de début. Mais on peut la rencontrer également dans les autres localisations articulaires. La contracture des muscles qui entourent les articulations s'accuse davantage et donne lieu aux symptômes habituels : on observe une immobilisation plus grande de la jointure et au genou, par exemple, la rotule présente momentanément une plus grande fixité.

- La douleur plus vive dans certains cas s'atténue peu à

peu et finit par disparaître complètement ; la contracture musculaire suit une marche parallèle et en trois semaines, un mois, pour les cas tout à fait récents, l'articulation est revenue à l'état normal. Le plus souvent une injection suffit ; quelquefois il est nécessaire de la renouveler.

Voici une série d'observations de ce genre.

Obs. 22. — *Coxalgie au début. — Traitement par une injection de phosphate de cuivre, guérison. (Personnelle.)*

La nommée Jeanne D..., âgée de 4 ans, entre le 27 septembre 1892 dans le service de M. de Saint-Germain, salle Bouvier, lit n° 21.

Elle est malade soi-disant depuis huit jours et présente un certain degré de contracture des muscles de la cuisse du côté gauche. Le mouvement d'abduction est incomplet ; le bassin participe aux mouvements de flexion et d'extension.

Une légère douleur siège au niveau du pli de l'aine dans le triangle de Scarpa. Tous ces signes sont d'ailleurs peu accentués.

29 septembre. — Injection du côté malade dans la région rétro-trochantérienne. La température monte le lendemain à 38°, mais ne s'y maintient pas.

1er octobre. — Il se produit une réaction assez vive au niveau de l'articulation. La douleur est vive, lorsqu'on presse sur le pli de l'aine ; la jambe est en demi-flexion. La contracture immobilise complètement la jointure. Mais tous ces symptômes s'amendent au bout de quelques jours. La douleur ayant disparu rapidement et bien qu'il reste un léger degré de contracture, la malade se lève dès le 10 octobre et fait quelques pas.

11. — Toute raideur a disparu, et le 16, l'enfant sort de l'hôpital.

Obs. 23. — *Coxalgie au début. — Traitement par une injection de phosphate de cuivre, guérison. (Personnelle.)*

La nommée S... Marguerite, âgée de 4 ans, entre le 31 août dans la salle Bouvier, lit n° 1. Elle est malade depuis environ cinq semaines et présente un allongement de deux centimètres du membre inférieur gauche. Il y a un effacement notable du pli inguinal ; la contracture musculaire est assez intense. Il y a de la douleur au niveau du pli de l'aine. Le diagnostic de coxalgie tuberculeuse est fait sous le chloroforme.

Injection cuprique le 2 septembre. Il y a un jour de fièvre ; la température n'atteint que 37° 8.

Dès le 18 septembre, la douleur disparaît. En même temps, la contracture diminue ; la malade commence à marcher le 23, et le 25 tous les symptômes de la coxalgie ont disparu. La malade marche et court sans boiter et au bout de quelques jours elle sort de l'hôpital.

Obs. 24. — *Coxalgie au début. — Traitement par les pilules de cuivre, guérison.* (Communiquée par M. Luton.)

Il s'agit d'un jeune garçon de 14 ans, qui fut pris tout d'abord d'une polyarthrite aiguë, très intense. Au bout de fort peu de temps le mal sembla peu à peu se concentrer, en même temps qu'il perdait de son intensité, pour occuper à la fin exclusivement l'articulation coxofémorale gauche. Mais à ce moment le mal acquit une physionomie toute spéciale, qui fit penser à une coxalgie. Les principaux symptômes se manifestèrent : allongement du membre, douleur du genou, étalement de la partie supérieure de la cuisse, douleur aux points d'élection. En même temps, fièvre générale, altération de l'économie, état cachectique s'installant rapidement.

Bien entendu, ce n'est pas tout de suite que le diagnostic coxalgie fut porté. Nous hésitâmes pendant longtemps, et nous essayâmes de différents traitements, en nous mettant à des points de vue divers. Enfin, convaincu par les faits, et voulant donner à l'enfant le bénéfice d'une médication héroïque au début du mal dont on supposait l'existence, nous eûmes recours aux pilules d'acétate de cuivre à 1 centigramme, une par jour.

L'effet fut immédiat : la fièvre tomba, toute douleur disparut, le membre reprit sa longueur normale, l'état général s'améliora, l'appétit revint, et en moins de 15 jours l'enfant était rétabli.

Il y a déjà trois ans que ces accidents se sont manifestés et depuis, la guérison s'est maintenue. C'est un bel exemple d'arthrite tuberculeuse débutant comme une pyrexie et ayant les allures d'une maladie suraiguë.

Obs. 25. — *Coxalgie au début. Traitement par deux injections de phosphate de cuivre, guérison.* (Communiquée par M. Lebon, interne de M. Descroizilles.)

Le 30 septembre 1892 entre dans la salle Bilgrain, n° 10, à l'hôpital des Enfants-Malades, une enfant de 10 ans, Joséphine A... Elle boite depuis environ 1 mois, mais elle souffre depuis un temps indéterminé.

Il y a un allongement de 4 centimètres du membre inférieur droit. Il y a de la raideur de l'articulation ; le bassin suit les mouvements imprimés à la cuisse. Il y a de la rotation en dedans. La douleur est vive ; la malade souffre la nuit ; il lui est complètement impossible de bouger.

Injection le 1er *octobre*. — Réaction modérée : 38'4.

Au bout de huit jours, la douleur diminue et finit par disparaître.

Une seconde injection est faite le 21 octobre. Pas de fièvre.

29 *octobre*. — Il n'y a plus d'allongement ; la raideur articulaire a disparu et l'enfant peut être considérée comme guérie. Exeat le 30 octobre.

Obs. 26. — *Coxalgie datant de 4 mois. — Traitement par deux injections de phosphate de cuivre, guérison.* (Personnelle.)

La nommée B... Angèle, âgée de 12 ans 1/2, est entrée salle Bouvier lit n° 23, pour une coxalgie gauche datant de 4 mois. Le membre présente un allongement apparent de 3 centimètres ; il y a de l'ensellure lombaire, de l'effacement du pli fessier. La douleur, assez intense, siège surtout à la partie antéro-interne de la cuisse. Tout mouvement est impossible.

L'examen sous le chloroforme confirme le diagnostic de coxalgie tuberculeuse.

Une première injection est faite le 9 juillet : deux jours de fièvre, Seconde injection le 22 du même mois, suivie également d'une certaine élévation de température.

7 août. — La douleur commence à diminuer pour disparaître complètement le 12 du même mois.

16. — La malade commence à se tenir debout et à marcher, aidée de deux infirmières. Au bout de deux ou trois jours, elle est assez forte pour marcher seule, en boitant légèrement, puis sans boiter.

7 septembre. — Au moment de la renvoyer chez ses parents, la malade ne boite plus, l'allongement a disparu, l'ensellure n'existe plus ; tous les mouvements de l'articulation sont libres et l'on ne sent aucune résistance même dans les mouvements forcés.

Il est intéressant à noter que le poids de la malade a augmenté d'une manière continue pendant le traitement.

9 juillet. — Elle pesait 36 kil. 500.

29. — 37 kilogr.

13 août. — 38 kilogr.

Exeat le 8 septembre.

A côté de ces faits à propos desquels il n'est guère permis d'hésiter sur la nature de l'affection tuberculeuse, il en est d'autres plus discutables qui semblent cependant rentrer dans le cadre de la tuberculose, soit à cause de l'impossibilité de leur assigner d'autres places, soit enfin à cause de l'efficacité du traitement cuprique. Voici quelques-uns de ces faits recueillis par M. Luton.

Il s'agit d'abord d'une femme de 35 ans qui se plaignait d'une violente douleur dans la région rétrotrochantérienne. Cette douleur était aggravée par les mouvements et la pression. Une réaction fébrile intense accompagnait cette douleur, et un état général assez fâcheux complétait cette symptomatologie. Les foyers d'élection étaient bien nets autour de la jointure, mais sans irradiations. Aucun traitement ne fut efficace, sauf la médication cuprique qui fut employée en désespoir de cause.

Cette médication fut suivie sous la forme pilulaire et par conséquent on ne saurait admettre même la révulsion par la piqûre. Avec moins de dix pilules à 1 centigramme d'acétate de cuivre, on eut raison de ce mal qui avait résisté aux moyens les plus variés.

Un autre cas nous montre chez un homme de 34 ans, grand, lymphatique, d'une santé médiocre habituellement, une douleur ayant son maximum au niveau du pli de l'aine avec un certain allongement du membre inférieur gauche. Cet état durait depuis une quinzaine de jours sans modification. Le malade ne quittait plus le lit et souffrait jusqu'à l'insomnie. C'est encore à la médication cuprique que l'on doit le succès, absolu, rapide, immédiat, et s'il ne s'agit pas d'une arthrite tuberculeuse au début, on sera assez embarrassé de poser un autre diagnostic.

Voici encore un autre fait qui rentre dans la catégorie de ceux qui nous occupent, et cette fois, il s'agit d'une scapulalgie, analogue pour le membre supérieur de la coxalgie.

Obs. 27. — *Scapulalgie de nature probablement tuberculeuse traitée par les pilules de cuivre, guérison.* (Communiquée par M. Luton.)

Il s'agit d'un grand jeune homme de 28 ans, garçon de magasin, mince et délicat, souvent malade. Il fut pris tout à coup d'une douleur atroce dans l'épaule droite. Cette douleur rendait tout mouvement impossible, et occupait spécialement l'interligne articulaire, avec foyer au-dessous de l'apophyse coracoïde. Un certain empâtement régnait autour de l'articulation et l'on constatait sur certains points une température locale plus élevée qu'aux environs. Fièvre vive, réaction générale assez intense. Aucune tendance au déplacement, ni à la propagation aux autres articulations.

Nous admettons l'existence d'une monoarthrite de l'épaule droite, et nous portons le diagnostic d'arthrite tuberculeuse suraigüe. Le traitement cuprique ne fut installé qu'après avoir constaté l'impuissance des autres moyens employés.

C'est sous forme de pilules que nous donnâmes l'acétate de cuivre : 1 centigramme, matin et soir ; et le résultat fut si favorable et si prompt, qu'on ne peut s'empêcher de reconnaître ici une relation de cause à effet.

Enfin nous devons rattacher à ces différents faits, pour lesquels le diagnostic peut présenter une certaine obscurité, un cas de polyarthrite tuberculeuse diffuse, traitée et guérie par la médication cuprique, après avoir mis tous les autres moyens inutilement en usage.

2° *L'arthrite tuberculeuse est plus avancée, mais sans tendance à la suppuration.*

Ici nous nous trouvons en présence de la tumeur blanche proprement dite, de l'arthrite chronique fongueuse s'accompagnant souvent de lésions irréparables.

L'application du traitement ne présente aucune particularité à noter. Les résultats sont plus ou moins longs à obtenir et la durée du traitement en est par cela même excessivement variable.

Voici quelques observations qui montreront que l'on peut encore obtenir assez facilement la guérison dans les cas de ce genre.

Obs. 28. — *Coxalgie datant de six mois.* — *Complications pulmonaires.* — *Traitement par les injections de phosphate de cuivre, guérison.* (Personnelle).

La nommée C... Isabelle, agée de 11 ans, entre aux Enfants-Malades pour une coxalgie datant de 6 mois. Elle est placée salle Bouvier, lit n° 12. Elle présente de l'allongement du membre inférieur droit ; effacement du pli inguinal ; la douleur est vive dans le triangle de Scarpa.

Injection le 12 *juillet* 1892. La douleur disparaît le 25 juillet ; mais il est impossible d'obtenir un seul mouvement de l'articulation. Il y a en outre une certaine atrophie des muscles de la cuisse.

Le 30 juillet, il se produit une légère douleur à la partie externe du grand trochanter : cette douleur persistant, nous faisons une nouvelle injection le 4 août. Cette injection est suivie de quatre jours de fièvre. Nous recherchons la cause de cette réaction anormale, et nous trouvons une induration du sommet du poumon droit. Du reste la malade est pâle, une pommette est colorée ; l'habitus extérieur présage une complication sérieuse. Au bout de quelques jours, la douleur de la hanche a disparu ; le poumon passe par les phases ordinaires qui suivent l'injection cuprique et finit par redevenir normal.

Nous faisons lever la malade, mais elle n'ose marcher seule. Nous ne pouvons obtenir aucun mouvement de l'articulation. Nous essayons de fléchir la jambe sur la cuisse pendant que la malade est placée sur le côté. Il se produit une vive douleur au niveau du pli fessier. Cette douleur persistant, nous pratiquons une nouvelle injection qui la fait disparaître assez rapidement. Cette opération est faite le 11 octobre ; cette fois la température s'élève assez haut, mais la fièvre ne dure qu'un jour.

Actuellement, la malade ne souffre plus, mais il reste à lutter contre l'atrophie musculaire et à obtenir que l'enfant marche sans appui.

Pendant le traitement, le poids a subi des variations intéressantes. Le 12 juillet et le 13 août, la malade pesait 22 kilogr. 500 ; le 9 septembre, alors que le poumon venait de subir une atteinte sérieuse et que la malade dépérissait, elle ne pesait plus que 20 kilogr. 500. Le 3 octo-

bre, le poids était remonté à **22** kilogr. **500**. Le **10** novembre, le poids
est de **24** kilogr.

Nous avons eu l'occasion de revoir cette malade le
30 novembre 1893, c'est-à-dire plus d'un an après lui avoir
donné nos soins. Non seulement les symptômes de la
coxalgie n'ont pas reparu, mais encore les accidents pulmonaires, que nous avions conjurés, ne se sont pas repro-
duits. L'enfant a bonne mine, elle marche sans fatigue ;
cependant elle boîte légèrement par suite des altérations
irrémédiables de l'articulation. Nous ne savons ce que lui
réserve l'avenir, mais actuellement il nous paraît difficile
de désirer un meilleur résultat.

Obs. 29. — *Arthrite tuberculeuse du genou, datant de 10 mois,
traitée par les injections de cuivre.* (Personnelle.)

Le nommé L... Emile, âgé de 10 ans, entre dans le service de M. de
Saint-Germain, salle Giraldès, n° 5, le 9 novembre 1892.

Il est atteint d'arthrite tuberculeuse du genou droit depuis 10 mois,
et ne peut plus marcher depuis quinze jours. Le genou est volumineux, mais présente peu de fongosités. Les condyles du fémur et la
rotule sont hypertrophiés ; quelques fongosités existent sous la rotule
et à la partie antérieure et externe de l'articulation. La douleur siège
surtout à la partie interne.

Première injection le 10 novembre. Température 39° 3. Les parents
parlent de reprendre leur enfant à la fin du mois et devant leur insis-
tance, nous hâtons le traitement.

Deuxième injection le 22 novembre. Temp. 39°.

Troisième injection le 30 novembre. Temp. 38° 8.

A la suite de cette injection, le malade ne souffre plus ; il marche et
peut même courir dans la salle sans aucune douleur.

Les parents le font sortir de l'hôpital le 8 décembre. Nous pouvons obtenir de ses nouvelles le 25 décembre et nous apprenons qu'il est entre les mains d'une rebouteuse.

Cette observation est intéressante en ce sens qu'elle montre la rapidité avec laquelle on peut obtenir des résultats frappants, même lorsque la lésion est avancée. Nul doute que si cet enfant avait été surveillé et soigné convenablement par ses parents, nous compterions un succès de plus à cette place. L'ignorance de ceux-ci a fait tout le mal et nous n'en sommes nullement responsable.

Obs. 30. — *Tumeur blanche tibio-tarsienne. — Injections cupriques réitérées, guérison.* (Communiquée par M. Luton.)

Au n° 2 de la salle Ste Balsamie, est entrée une jeune fille de 20 ans, tisseuse, le 9 avril 1892. Elle était atteinte d'un rhumatisme polyarticulaire, et était enceinte de 7 mois.

C'était une personne blonde, délicate et manifestement lymphatique; aucun antécédent à noter.

Peu à peu le rhumatisme se concentra, et finit par devenir mono-articulaire, se jetant sur l'articulation tibio-tarsienne droite. La déformation spéciale aux tumeurs blanches s'affirma. La tumeur se montrait comme une grosse nouure aux limites de la jambe et du pied. On constatait facilement la présence des fongosités. L'état général s'affectait, elle maigrissait et avait une sorte de fièvre continue.

En raison de l'origine très probablement génitale du rhumatisme, nous avions prescrit l'iodure de sodium, sans trop agir, en raison de la grossesse avancée de cette femme.

Sur ces entrefaites, l'accouchement eut lieu, sans incident notable ; et dans les délais voulus, la malade reprit son lit dans la salle Ste Balsamie. Mais alors les caractères de l'arthrite fongueuse n'étaient plus contestables.

Nous fîmes alors une première injection avec un gramme de phosphate de cuivre, au niveau de la hanche droite, mais sans établir de rapport entre le siège du mal et le point injecté. De plus, le membre fut placé dans une gouttière et immobilisé.

D'abord, la température s'éleva jusqu'à atteindre 39° ; puis après trois jours, la défervescence s'opéra. La résolution s'en suivit, et s'accomplit très régulièrement. Cependant au bout de 15 jours, les choses paraissant se ralentir, et cédant à l'impatience de la malade, nous fîmes une seconde injection au voisinage de la première, puis une troisième ; mais celle-ci s'abcéda.

L'articulation ne tarda pas à reprendre son volume normal et les symptômes de l'arthrite disparurent ; mais pendant longtemps, il y eut de la raideur articulaire, qu'une certaine sensibilité persistante ne permit pas de combattre très énergiquement.

La malade resta encore quelque temps à l'hôpital ; puis son enfant étant venu à mourir, elle en sortit le 8 février 1893, après y avoir fait un séjour de près de dix mois.

Cette observation peut être rapprochée d'un autre cas d'arthrite du genou que M. Luton avait déjà publié dans son mémoire de 1891. Tout est comparable, hormis le siège du mal qui est ici l'articulation tibio-tarsienne, tandis qu'il s'agissait du genou dans l'autre circonstance. Mêmes conditions étiologiques : lymphatisme, puerpéralité, constitution semblable, terrain équivalent, et définitivement même succès obtenu par les mêmes moyens.

Voici du reste cette autre observation.

Obs. 31. — *Tumeur blanche du genou. — Injection de phosphate de cuivre, guérison* (M. Luton).

Il s'agit d'une tuberculose arthropathique du genou gauche, chez une jeune fille de 18 ans, encore aggravée par une grossesse arrivée aujourd'hui à sept mois. Il est très probable qu'ici le point de départ a été une arthrite génitale ; mais que, sous l'influence d'une constitution ultra-lymphatique, car cette personne est très blonde et offre les apparences extérieures de la *chlorosis florida,* le mal a facilement dégénéré en tuberculose. Ce qui nous a fait admettre ultérieurement l'idée d'une tumeur blanche du genou, c'est l'aspect de l'articulation, qui présente une sorte de grosse nouure dans la continuité du membre ; c'est la vascularisation extrême des abords de la tumeur, c'est la fausse fluctuation due aux fongosités articulaires ; c'est la persistance du mal en présence des soins donnés ; c'est la fièvre, l'engorgement des ganglions inguinaux, l'attitude du membre, qui tend à se fléchir de plus en plus, la douleur obscure de la région.

Une première injection fut faite à la hanche gauche. Température 40°. Endolorissement plus accusé de la tumeur et tension plus forte de la fluxion inflammatoire. Le membre avait été placé dans une gouttière garnie. A bout de quatre jours, la détente commença, et se continua très régulièrement. Le genou a repris son aspect presque normal. La jambe s'est amincie jusqu'au niveau de l'autre. La douleur est nulle ; quelques mouvements limités se produisent dans le pli articulaire ; et la malade s'y prête volontiers et avec confiance. Ces divers événements se sont passés en vingt-deux jours.

Obs. 32. — *Coxalgie datant de 18 mois, traitée et guérie par les injections de cuivre avec récidive.* (Personnelle.)

La nommée M... Clara âgée de 11 ans, est entrée dans la salle Bouvier, lit n° 24, pour une coxalgie datant de 18 mois. Père mort tuberculeux. L'allongement du membre inférieur gauche atteint près de 5 centimètres. Ensellure lombaire considérable ; le pli fessier est effacé. Il y a un certain degré de torsion du bassin. La douleur est vive dans le pli de l'aine. La malade depuis longtemps n'est pas capable de se tenir debout.

Une injection est faite le 9 juillet 1892, puis une seconde le 22, toutes deux suivies d'une fièvre qui cède au bout de deux jours. La seconde injection est suivie d'une hyperesthésie remarquable de la région inguinale qui persiste assez longtemps. Nous complétons alors le traitement par l'usage de 4 à 5 pilules de cuivre, une par jour. La douleur commence à céder progressivement pour disparaître le 25 août.

Nous faisons lever la malade dès le 28 ; il y a plusieurs mois qu'elle ne s'est tenue sur ses jambes.

La marche ne provoque aucune douleur, mais l'allongement du membre force la malade à boiter. Lorsqu'elle est couchée, on peut imprimer des mouvements à l'articulation, mouvements cependant limités mais qui n'empêchent la marche en aucune façon.

Nous avons pu suivre cette enfant assez longtemps, d'abord à Paris, puis à Berck où nous l'avons retrouvée. Admirablement soignée chez ses parents, évitant toute grande fatigue, elle s'est très bien portée jusqu'au milieu du mois de janvier 1893, époque à laquelle elle est partie pour Berck. Au commencement d'avril, il n'y avait encore aucun signe de récidive.

20 avril. — Elle recommence à souffrir. On la fait coucher et nous pratiquons trois jours après, une injection de phosphate de cuivre. A ce moment, nous constatons dans la fosse iliaque gauche un gros empâtement remplissant cette fosse, formant une masse dure, étendue obliquement le long de l'arcade crurale, douloureuse à la pression.

Réaction générale : 38°.

8 mai. — Pas d'amélioration locale. L'enfant a toujours été alitée. La tumeur est douloureuse.

Deuxième injection : 38° 8.

27. — La tumeur diminue et est moins douloureuse.

Injection cuprique. Pas de réaction générale.

12 juin. — Amélioration très sensible. La tumeur a beaucoup diminué et n'occupe plus qu'une place très restreinte dans la fosse iliaque. Pas douloureuse à la pression. Aucune douleur du côté de l'articulation.

Injection cuprique, sans réaction.

23. — L'empâtement a disparu.

L'enfant est donc encore une fois débarrassé de son mal. Pour plus de sûreté, nous pratiquons le 28 juin et le 31 juillet, des injections cupriques destinées à prévenir en quelque sorte le retour des accidents.

Mais dans le courant du mois d'août, ces accidents reparaissent et M. Ménard prescrit l'immobilisation dans un appareil plâtré ; au mois de novembre elle paraissait souffrir encore.

Obs. 33. — *Coxalgie datant de quatre ans. — Traitement par l'extension continue et les injections cupriques.* (Personnelle.)

Le nommé B... Emilien, âgé de 11 ans, est entré dans le service de M. de Saint-Germain, salle Giraldès n° 9, le 30 septembre 1892.

Il est atteint de coxalgie gauche depuis 4 ans. Les souffrances sont devenues telles à la suite d'une chute faite un mois auparavant qu'on se décide à le faire entrer à l'hôpital.

Douleur vive dans l'aine et en arrière du grand trochanter. Raccourcissement assez marqué du membre inférieur. Ensellure lombaire considérable. Nul mouvement de l'articulation n'est possible.

On pratique l'extension continue, en même temps que nous commençons le traitement par les injections.

La diminution des souffrances se manifeste dès la seconde piqûre, mais il ne faut pas moins de sept injections pour obtenir la cessation de toute douleur. A la dernière, il ne se produit aucune réaction fébrile.

Le malade commence à se lever le 15 janvier et sort de l'hôpital le 19 février 1893.

Nous devons encore citer, pour clore cette liste, le cas d'un enfant atteint de coxalgie et dont nous reparlerons lorsque nous nous occuperons de la tuberculose des ganglions internes, et deux cas de tumeur blanche du genou dont l'amélioration a été considérable, mais que nous avons perdus de vue avant la fin du traitement.

3° *L'arthrite est suppurée.*

Nous avons vu qu'il fallait agir avec prudence lorsque la tumeur blanche présentait des symptômes de ramollissement prochain. En effet, la réaction locale peut accélérer la formation du pus et nous en avons eu un exemple chez M. de Saint-Germain, alors que nous n'attachions pas encore une assez grande importance à la réduction des doses au moyen du sérum cuprique. Nous avons dit plus haut

que nous n'avions pas d'observations de tumeur blanche
avec abcès non ouvert à l'extérieur et nous indiquions ce
qu'il nous paraissait nécessaire de faire en cette occurrence nous devons ajouter ici qu'il ne sera pas impossible
de voir une certaine recrudescence de suppuration pendant
la période de réaction et la poche de l'abcès, vidée avant
le commencement du traitement, se remplir assez rapidement. Il suffit d'être prévenu de ce cas possible pour ne pas
s'en inquiéter outre mesure.

Lorsque l'abcès articulaire est ouvert en dehors et qu'on
se trouve en présence d'une ou plusieurs fistules intermina-
bles, nous pensons qu'il est préférable d'agir localement.
C'est ce que nous avons fait à l'hôpital de Berck. L'essai a
porté sur quatre coxalgies fistuleuses. Nous avons remarqué que un ou deux de nos malades ont présenté une certaine élévation de température à la suite de la première injection dans leurs fistules d'une solution d'acétate de cuivre
au millième et que la suppuration s'était accrue les premiers jours d'une façon assez notable, mais à la suite des
autres injections, ces symptômes ne se sont pas renouve-
lés et la suppuration n'a pas tardé à diminuer considérablement.

Actuellement nous ne pouvons rapporter qu'une observation de ce genre, les trois autres se trouvant encore en
traitement.

Obs. 34. — *Coxalgie suppurée avec deux fistules, traitée par des lavages
au moyen d'une solution de cuivre, guérison.* (Personnelle).

Le nommé W..., âgé de 12 ans, à Berck depuis le mois de février
1893, présente une coxalgie gauche datant d'environ deux ans. Cette

coxalgie est devenue fistuleuse depuis le mois de décembre 1892, à la suite de ponctions et d'un grattage faits à l'hôpital Trousseau.

On constate la présence de deux fistules : l'une en avant du grand trochanter, près de l'épine iliaque antéro-supérieure, l'autre au-dessous de la précédente et plus externe.

Traitées d'abord par les injections d'acide phénique, ces fistules sont lavées, à partir du 17 mai, deux fois par semaine, au moyen d'une solution d'acétate de cuivre au 1000e.

Les deux fistules communiquent. Une sonde en gomme s'enfonce par la fistule inférieure sur une longueur d'environ 20 centimètres.

Les trajets se ferment graduellement ; la sonde pénètre de moins en moins et le 25 juillet les fistules sont complètement fermées.

Au bout de quelques jours, l'enfant sort de l'infirmerie ; mais il ne tarde pas à y rentrer pour une fracture de cuisse, traitée par les moyens ordinaires.

En novembre, rien n'annonce une réapparition probable des accidents.

De tout ceci, il résulte que le cuivre exerce une influence heureuse sur la marche des arthrites tuberculeuses et que plus on se hâtera d'appliquer le traitement, plus on aura de chances d'obtenir la guérison. Cependant nous ne saurions trop répéter qu'après la disparition des symptômes de l'arthrite, tout n'est pas terminé, et que l'on n'est pas à l'abri des récidives. Mais ces récidives peuvent être évitées en ayant toujours l'esprit en éveil et en se rappelant que les soins consécutifs jouent un grand rôle dans la préservation d'un retour offensif de la maladie.

Nous avons noté dans les observations que nous venons de produire deux cas de récidive. Il est à peine besoin d'expliquer le premier : l'insouciance des parents en est la cause. Quant au second, nous ferons remarquer que l'enfant était admirablement soigné chez ses parents et que c'est après un séjour de trois mois à Berck que la récidive s'est produite. Voulons-nous donc incriminer les soins que les enfants reçoivent à l'hôpital maritime ? Non certes. Mais leur nombre considérable n'est pas en rapport avec celui du personnel. Pour obtenir que les enfants qui ne doivent pas marcher, tels que les coxalgiques et ceux qui sont atteints de maux de Pott, soient le plus souvent couchés ou tout au moins séparés des autres, de façon à ce qu'ils n'éprouvent aucune fatigue, il faudrait augmenter le personnel. M. le Dr Ménard s'est déjà beaucoup inquiété de cet état de choses ; il a pu obtenir l'ouverture de deux dortoirs où les enfants porteurs d'abcès d'origine osseuse et articulaire sont actuellement au repos. Mais il pense avec raison que cela n'est pas encore suffisant et que l'on peut faire mieux.

Les récidives se traiteront de la même façon que les premières atteintes du mal.

Nous devons rattacher à l'étude des arthrites tuberculeuses celle de la tuberculose des gaines tendineuses. Voici une observation d'un cas de ce genre, incomplète il est vrai, mais qui montre qu'au point de vue du traitement il n'y a pas à différencier cette affection des tumeurs blanches ordinaires.

OBS. 35. — *Tuberculose de la gaine tendineuse des extenseurs du cou-de-pied. — Traitement par les injections de cuivre. Amélioration.* (Personnelle.)

La nommée Marguerite F... âgée de 8 ans, présente, depuis le mois de janvier 1893, une tumeur de la gaine des extenseurs du cou-de-pied droit. Depuis la même époque, existe un spina ventosa du médius de la main gauche.

Pas d'autre maladie antérieure que la rougeole et la coqueluche.

La tumeur du cou-de-pied a une forme allongée, localisée à la face dorsale et empiète légèrement sur la face interne.

Dimensions du cou-de-pied passant par les extrémités des deux malléoles : 20 centimètres.

3 *juillet*. — Injection de cuivre ammoniacal.

10. — La tumeur paraît plus molle. On peut distinguer deux lobes principaux.

18. — Circonférence du pied : 19 centimètres.

20. — Injection de cuivre ammoniacal.

29. — Circonférence : 18 centimètres.

La tumeur paraît divisée en trois lobes : supérieur, moyen et inférieur.

12 *août*. — Injection.

28. — La partie inférieure de la tumeur paraît diminuer.

Injection de sérum cuprique : trois grammes.

2 *septembre*. — Le lobe moyen et le supérieur sont beaucoup plus mous à la palpation ; moins de relief sous la peau, surtout le supérieur qu'il faut chercher attentivement.

13. — Le lobe moyen paraît plus effacé que les autres.

Injection de sérum cuprique : quatre grammes.

28. — Le lobe moyen est toujours effacé. Le supérieur et l'inférieur de consistance dure sont gros chacun comme une noisette.

Injection de sérum cuprique.

12 *octobre*. — Les lobes supérieur et inférieur sont comme de petites noisettes. Le lobe moyen s'efface de plus en plus.

Injection.

22. — Même traitement.

6 *novembre*. — Même traitement.

La circonférence du cou-de-pied à cette époque égale 17 centimètres.

On ne trouve plus à la palpation que deux nodosités : une supérieure molle, peu volumineuse, à délimitation difficile à préciser ; l'inférieure n'a pas changé.

Le traitement continue ; il n'est pas douteux que l'on arrive à la guérison complète.

CHAPITRE V

Tuberculose osseuse.

Nous suivrons pour l'étude du traitement de la tuberculose osseuse par le cuivre la même division que nous avons établie pour les tuberculoses ganglionnaire et articulaire.

1° L'os n'a pas de tendance à la suppuration.

2° Il y a suppuration (abcès froid).

3° Il existe une fistule.

Étudions ces différents cas.

1° *Il n'y a pas de suppuration.*

Il est souvent assez difficile à la première période d'affirmer l'existence d'une ostéite tuberculeuse, lorsque l'os est profondément situé, comme dans le mal de Pott au début, ou qu'on ne trouve dans l'organisme aucune autre lésion tuberculeuse pouvant mettre sur la voie du diagnostic.

Cependant il est des cas plus faciles : tel par exemple le spina ventosa à qui il est vraiment impossible d'assigner une autre cause que la tuberculose phalangienne.

Dans notre travail sur le *traitement des tuberculoses externes*, nous avons rapporté une observation dans laquelle, outre les nombreuses lésions tuberculeuses de la peau que présentait la malade, on constata l'existence d'un spina ventosa parfaitement déterminé. A la suite du traitement cuprique, l'on vit assez rapidement l'os diminuer de volume et l'articulation contiguë reprendre ses mouvements d'extension et de flexion ; l'enfant n'a pas été suivi assez longtemps pour donner lieu ici à une observation plus complète. Nous avons également soigné à l'hôpital de Berck une petite fille doublement intéressante par la présence chez elle d'une tuberculose de la gaine des extenseurs de la région antérieure du cou-de-pied dont nous avons déjà parlé, et d'un spina ventosa de la main gauche. Ici il faut avouer que la régression du spina a été lente, très lente, si nous envisageons ce qui a eu lieu dans le cas que nous venons de rapporter plus haut. Dans celui-ci en effet, deux injections ont suffi pour obtenir une diminution considéble de l'os atteint ; chez notre petite fille de Berck, la résolution a commencé plus tardivement et la malade est encore aujourd'hui en traitement ; nous ne désespérons pas de la guérison complète.

A côté de ces faits intéressants, nous possédons une autre observation, communiquée par M. Luton, dans laquelle une disparition des symptômes fonctionnels d'un mal de Pott au début a été rapidement constatée. Le fait n'a pas lieu de nous étonner, après ce qu'il nous a été donné de voir à propos de la tuberculose articulaire récente. Il est vrai que l'on pourra contester le diagnostic, mais nous ferons remarquer que les symptômes ne laissent guère de doute au sujet de la maladie, que l'analogie dans le mode de guérison avec celui des arthrites tuberculeuses au début est parfaite, et que nous ne connaissons pas d'autres affections pouvant donner le change à ce point et disparaître de cette façon au moyen d'une injection d'un sel de cuivre.

Obs. 36. — *Mal de Pott au début, traité par une injection de phosphate de cuivre. Guérison.* (Communiquée par M. Luton.)

Une petite fille, âgée de 10 ans 1/2, accusait depuis plus de 6 mois une douleur persistante dans la région moyenne du dos, et plus particulièrement à droite. Cette douleur était augmentée par la pression ; elle ne dépassait guère en étendue une surface de 5 centimètres carrés.

Au repos, cette douleur se faisait sentir sourdement ; mais en la provoquant on finissait par arracher des cris à l'enfant.

La marche était pénible, et l'enfant, sans présenter de gibbosité, avait déjà l'attitude d'un bossu ; c'est-à-dire qu'elle tenait sa tête un peu renversée en arrière ; sa démarche était quelque peu oscillante et les jambes se tenaient écartées. Du reste elle préférait garder le lit, alors qu'on lui conseillait très imprudemment de marcher. Mais la lassitude survenait tout de suite et des douleurs apparaissaient dans les cuisses, sur lesquelles l'enfant tendait déjà à prendre un point d'appui avec ses mains.

D'autre part, la santé générale s'affectait ; il y avait du dépérissement, de la fièvre s'allumait quelquefois, surtout vers le soir. L'appétit était capricieux.

Notre premier soin fut de condamner cette enfant au lit, dans une bonne attitude ; puis nous lui fîmes dans la région du dos, au niveau de l'endroit douloureux, une injection d'un gramme de phosphate de cuivre gélatineux.

La douleur immédiate fut vive, et la réaction se montra les deux jours suivants assez intense, puis tout s'apaisa et rentra dans l'ordre. L'enfant redevint gaie ; l'appétit revint. La douleur qui persista était plutôt celle de la piqûre que du mal lui-même. Bientôt même toute souffrance disparut.

L'enfant n'avait déjà plus la même physionomie ; elle était enjouée, alerte, ne se tenant plus au lit où par prudence nous la maintenions.

Au bout de deux mois environ, nous laissâmes l'enfant se lever ; mais pendant longtemps encore nous ne lui permîmes pas de marcher : on la promenait dans une petite voiture.

Enfin elle partit pour la campagne. Elle y resta trois semaines ;

pendant ce temps, elle gagna trois livres de son poids ; et aujour-d'hui, étant de retour, marchant très délibérément, elle va retourner à l'école. Elle nous paraît entièrement guérie et toute arrière-pensée de mal de Pott doit désormais être écartée.

2° *Il y a suppuration.*

Les abcès froids d'origine osseuse peuvent se résorber à la suite du traitement cuprique, de la même façon que les abcès ganglionnaires. Voici un exemple de ce fait, qui, bien qu'incomplet, n'en est pas moins intéressant. Nous l'empruntons au travail de M. Luton sur le même sujet, paru dans la *Revue générale de Clinique et de Thérapeutique* (1887).

Obs. 37. — *Abcès froids d'origine osseuse, traités par la ponction et les pilules de cuivre. Amélioration* (M. Luton).

Une jeune fille de la fabrique de Reims, pâle et anémique, entra dans notre service de l'Hôtel-Dieu, portant sur le front à droite, une tumeur molle et fluctuante, sans altération de la peau et sans chaleur. Elle nous montra en outre, au niveau de la région sous-épineuse droite une autre grosseur, plus considérable, fluctuante et d'un aspect identique. En raison de ces abcès et de l'état misérable de cette fille, nous auscultâmes les poumons et nous trouvâmes une induration du poumon droit, oc-cupant presque tout son tiers supérieur, en arrière. La fièvre était mo-dérée, mais la toux était incessante. Point de règles depuis un an.

Nous fîmes d'abord une ponction capillaire dans l'abcès du front : il en sortit une matière caséeuse, d'un caractère peu équivoque. Nous n'évacuâmes pas complètement le foyer, nous réservant une intervention ultérieure : mais le traitement cuprique qui fut entrepris en même temps détermina une réaction assez vive et l'élimination continua. L'évacuation et la cicatrisation furent rapides. Au moment où nous pûmes palper l'os frontal, il nous parut qu'il avait été le point de départ du mal ; il pré-sentait au niveau de la tumeur une surface inégale, avec un centre dé-primé, bordé de végétations osseuses.

En même temps, nous entreprîmes le traitement général par l'acéto-phosphate de cuivre, sans plus nous occuper pour le moment de l'abcès du dos. Les choses marchèrent à souhait ; non seulement la lésion pulmonaire s'était réparée, sans laisser aucune trace ; mais encore l'abcès dorsal se résorbait peu à peu, sans réaction : au point que, lorsque la malade nous quitta au bout de très peu de temps, il n'avait plus que le quart de son volume primitif. Enfin les règles qui ne s'étaient pas montrées depuis plus d'un an, reparurent avant même qu'elle fût sortie de l'hôpital.

Dans certains cas, bien que l'abcès par congestion ne soit pas formé, la matière tuberculeuse est déjà ramollie et l'élimination est fatale. A la suite de l'inflammation causée soit par une poussée aiguë, soit par la réaction cuprique, le pus est évacué directement au dehors par suite de la situation superficielle de l'os atteint ; on se trouve alors en présence de cas semblables à ceux que nous allons exposer.

3° *Il y a un trajet fistuleux.*

Lorsque le foyer d'ostéite tuberculeuse communique avec l'extérieur, il semblerait que, dans la majorité des cas, la guérison ne peut survenir qu'à la suite d'une intervention chirurgicale. Et en effet, lorsqu'on a affaire à une tuberculose osseuse compliquée de fistules multiples et profondes, qu'il existe des séquestres ou que l'étendue de la lésion est trop considérable, il n'est guère possible de retirer de grands avantages de la médication cuprique. Nous avons tenté d'opérer la cicatrisation de fistules multiples dans un cas de mal de Pott, au moyen de lavages avec la solution d'acétate de cuivre au 1000e ; bien que le malade soit encore en traitement, nous ne voyons pas encore l'amélioration se produire et il nous est difficile de porter un pronostic quelconque sur l'issue de cette observation. Mais il est des cas où l'on peut obtenir une guérison assez rapide, en employant le cuivre suivant la méthode qui nous a servi pour les autres manifestations de la tuberculose, c'est-à-dire l'injection hypodermique, et l'application de vaseline ou de solution cuprique sur le trajet fistuleux. Il est évident que si l'on se trouve en présence d'une fistule assez profonde, on donnera la préférence à la solution de cuivre au 1000ᵉ ; mais dans les cas que nous allons rapporter, les trajets étant plutôt virtuels, par suite de la situation superficielle de la lésion, nous nous sommes contenté d'un pansement à la vaseline cuprique.

Nous possédons trois cas d'ostéite tuberculeuse avec fistule, traités par le cuivre et suivis de guérison ; il s'agit d'un spina ventosa, d'une ostéite tuberculeuse d'un métacarpien et d'une tuberculose d'un calcanéum.

Obs. 38. — *Spina ventosa ulcéré, traité et guéri par les injections cupriques.* (Personnelle.)

La nommée J... Jeanne, âgée de 11 ans, est envoyée à l'hôpital de Berck pour un spina ventosa, dont on ne peut préciser la date de début. Il occupe la deuxième phalange de l'annulaire de la main gauche. L'articulation de la phalangette est saine, ainsi que la jointure phalanginophalangienne. On constate la présence d'une ulcération, de la dimension d'une pièce de vingt centimes, située sur la face dorsale de la phalangine et recouverte de croûtes. La pression fait sourdre du pus. Tout autour, se trouve une zône rougeâtre qui respecte la face palmaire. Le doigt n'est pas douloureux à la pression.

De plus, il y a un chapelet ganglionnaire à la région sous-mentonnière dont l'apparition remonte à un an.

30 mai. — Injection de un centigramme de phosphate de cuivre.

31. — On constate une réaction locale vive au niveau du spina. La zône rouge s'est élargie et le doigt est douloureux.

A partir de ce jour, application journalière de vaseline à l'acétate de cuivre au millième.

9 juin. — La rougeur a considérablement diminué. Le doigt parait moins gros. Les croûtes sont tombées.

13. — Dans la région sus-hyoïdienne latérale gauche, trois ganglions sont perceptibles. Le plus élevé, gros comme une noix, roule sous le doigt, le moyen moins mobile est aplati, de la grosseur d'une noisette. Le troisième est très petit.

Au doigt, la face dorsale de la deuxième phalange présente à sa partie médiane une excavation comme une lentille, assez profonde, légèrement jaunâtre et à sa périphérie une collerette de bourgeons charnus exubérants. Sur le bord externe, deux bourgeons sont nettement isolés et d'apparence molluscoïde.

L'inflammation périphérique a complètement disparu. La suppuration est plus abondante.

Injection de phosphate de cuivre : 1 gramme.

19. — L'ulcération est aussi profonde, mais elle est moins large et tend à la cicatrisation. Il persiste quelques points molluscoïdes très petits.

La phalange a diminué considérablement de volume. La zône inflammatoire est à peine marquée.

22. — L'ulcération se comble de plus en plus.

30. — Même état.

Injection de phosphate de cuivre.

5 juillet. — Le doigt a repris son volume normal. Reste une fistulette.

18. — Reste une petite croûte, sans orifice fistuleux en dessous.

20. — Le doigt est guéri. Quant aux ganglions sous-mentonniers, le plus petit reste seul, les deux autres ont disparu.

Obs. 39. — *Ostéite tuberculeuse du cinquième métacarpien traitée et guérie par les injections cupriques. (Personnelle.)*

Le nommé M... Réné, âgé de 7 ans, aux Enfants-Assistés de Berck, présente un spina ulcéré de la tête du cinquième métacarpien et de l'extrémité supérieure de la phalange de la main gauche. L'articulation est atteinte.

On constate une ulcération siégeant à la face dorsale et au bord interne de main, de la grandeur d'une pièce de cinquante centimes.

Cicatrice ancienne au niveau du quatrième métacarpien.

1er *août.* — Injection du sérum cuprique : deux grammes.

Pansement à la vaseline cuprique.

18. — La plaie est considérablement changée ; elle est recouverte d'une peau cicatricielle ne laissant subsister que deux petites ulcérarations de grandeur d'une lentille. Entre elles deux : pont de peau de nouvelle formation.

Injection de serum cuprique : trois grammes.

25. — La plaie est presque complètement cicatrisée. Il reste à la partie cubitale un orifice comme une tête d'épingle.

29. — La plaie parait fermée.

5 *septembre.* — L'extrémité du métacarpien étant encore volumineuse à sa face palmaire, le traitement est continué.

Injection de sérum cuprique : quatre grammes.

12. — L'ulcération s'est rouverte.

22. — L'ulcération est fermée.

29. — Une fistule se produit à la face palmaire, elle correspond à la partie la plus volumineuse de l'os.

Injection cuprique : quatre grammes.

13 *octobre.* — Injection.

20. — La fistule parait en voie de cicatrisation.

Elle est fermée à la fin du mois et au commencement de décembre, elle n'a aucune tendance à se rouvrir.

Obs. 40. — *Tuberculose du calcaneum, traitée et guérie par les injections de sérum cuprique.* (Personnelle.)

La nommée Desf... présente un ancien spina du médius gauche paraissant guéri. De plus on constate au niveau du calcaneum du pied droit, au-dessous de la malléole externe, une fistule formant le centre d'une petite ulcération.

2 *septembre*. — Injection de sérum cuprique : 3 grammes.

20. — Même état. Même traitement.

7 *octobre*. — Même traitement.

17. — Même traitement. La fistule paraît en voie de cicatrisation.

A la fin d'octobre, elle est fermée complètement. Cependant le 6 novembre, on refait une nouvelle injection. La fistule est définitivement fermée.

CHAPITRE VI

Tuberculose du testicule.

M. Luton a observé quatre cas de tuberculose testiculai-
re, tous bien authentiques, et dans lesquels la médication
cuprique s'est montrée d'une efficacité constante. Il a même
remarqué qu'il est peu de circonstances dans lesquelles il
ait triomphé plus brillamment.

Il s'agit de jeunes gens, ayant moins de 30 ans — l'un
d'eux avait 14 ans — dont trois ont été observés en ville et
le quatrième à l'hôpital. C'est toujours le testicule droit qui
a été affecté, et cela en dehors de tout soupçon blennorrha-
gique, la question ayant été bien et dûment étudiée. Chez un
seul, il y a eu abcès, ouvert avant tout traitement, et main-
tenu à l'état fistuleux. Les caractères de la tumeur ont bien
été ceux qu'on assigne à cette affection, la tuméfaction portant sur le testicule lui-même, avec des foyers de ramollissement, entourés d'induration plus ou moins ferme. La
douleur s'est montrée assez modérée. Le cordon correspondant n'a jamais été sensiblement affecté. L'état général de
ces malades a toujours été satisfaisant, sauf chez l'un d'eux
qui, à l'occasion d'une épidémie d'influenza, a fait craindre une complication de tuberculose pulmonaire. Ces accidents venus assez longtemps après la détermination tes-
ticulaire ont cédé au même genre de traitement.

Ce traitement a consisté dans l'emploi d'un sel de cuivre

à faible dose. Chez un seul, une injection de phosphate de cuivre a été pratiquée, les trois autres ont pris des pilules d'acétophosphate de cuivre à 1 centigramme, une par jour. Le traitement à été relativement court, car le mal ne tardait pas à s'amender et à disparaître.

Chez l'un des malades, âgé de 26 ans, employé aux écritures au chemin de fer de l'Est, déjà père de famille, l'affection, très aiguë d'abord, s'était apaisée ensuite, mais sans tendance à la résolution. Plusieurs traitements avaient été mis en usage sans aucune influence heureuse. Ce n'est qu'à bout de ressources, l'iodure de potassium donné à haute dose et tous les topiques possibles mis en usage, que l'on employa les pilules d'acétate de cuivre à 1 centigramme. Dix de ces pilules furent administrées ; dès la quatrième, il était déjà évident qu'il y avait amélioration ; et si le nombre dix a été dépassé, ce n'est que par raison de prudence. Chez ce jeune homme, l'aspect général justifiait les appréhensions les plus vives pour sa poitrine.

Ces quatre faits sont déjà anciens ; l'un d'eux a été rapporté par M. Luton dans la *Revue de clinique et de thérapeutique* (1887), et chez aucun des malades observés il n'y a eu jusqu'à présent de récidive. Il y a déjà huit ans que le premier a été traité et guéri.

CHAPITRE VII

Tuberculose pulmonaire et pleurale.

Un fait important à établir est celui-ci : l'affection tuberculeuse est d'autant plus accessible au traitement qu'elle est moins avancée dans son évolution. Dans ces conditions, il est plus facile de guérir le premier degré que le second, et celui-ci que le troisième. D'après cette gradation, on doit admettre une période préparatoire de l'évolution tuberculeuse, en se basant sur certaines considérations qu'une longue expérience apprend à connaître.

Art. I. — Période préparatoire.

Cette phase génératrice comprend elle-même une subdivision, selon qu'on a égard à de simples probabilités circonstantielles, ou bien qu'il s'agit déjà de signes confirmatifs de la maladie pour un observateur exercé et attentif.

Bien avant que la détermination tuberculeuse soit devenue incontestable, on peut en avoir le soupçon d'après certains indices plus ou moins plausibles.

En premier lieu se groupent les *mauvaises conditions hygiéniques*, cause active et incessante de la dégénérescence bacillaire. Insister sur ce point serait tomber dans la banalité. Mais traitant le sujet au point de vue d'une certaine médication, c'est celle-ci qui s'impose en quelque sorte comme premier moyen de réparation, lorsque le mauvais germe a porté son fruit.

L'*enfance* offre à la tuberculose le terrain le plus favoble pour son développement, du moins pour quelques-unes de ses formes. On pourrait presque ériger ce principe en loi, « que toute affection aigüe chez un enfant, qui ne peut pas recevoir d'acception très spéciale, comme une variole, une scarlatine, un rhumatisme, etc., si elle ne comporte pas absolument le diagnostic de *tuberculose*, appelle au moins le traitement par les sels de cuivre », et dans beaucoup de cas ainsi mal déterminés, M. Luton a pu en constater les excellents résultats.

On devra rappeler, à ce propos, que beaucoup d'affections, rapportées au groupe de la scrofule et appartenant presque en propre à l'enfance, ont été récemment rattachées à l'affection bacillaire. L'assimilation se complète par l'efficacité de la médication cuprique dans l'un comme dans l'autre cas.

Le *sexe féminin*, qui, à beaucoup de titres se rapproche du type de l'enfance, est particulièrement prédisposé à la tuberculose. Les statistiques démontrent en effet que la phthisie est plus fréquente chez la femme que chez l'homme. Nous n'avons pas à rechercher les motifs de cette prédisposition ; mais dans un cas de diagnostic douteux, elle pourra faire conclure en faveur du cuivre, si l'on a quelque crainte éloignée de tuberculose.

L'*hérédité* est admise d'un consensus universel, soit qu'on reconnaisse que le bacille est transmissible de la mère à l'enfant par la voie placentaire, soit que le tuberculeux ne fasse que communiquer à l'enfant l'aptitude à contracter la tuberculose. De toute façon, il y a là un élément précieux à consulter pour le diagnostic, et partant pour le traitement.

Voici un exemple cité par M. Luton : un homme, encore jeune contracte, dans le cours d'une épidémie de grippe, une affection pulmonaire de nature suspecte ; c'est le sommet droit qui est le siège du mal. On hésite entre une hépatisation *a frigore* et une induration tuberculeuse. On apprend que ce malade a perdu deux ans auparavant un frère ainé atteint de phthisie aiguë ; l'un des ascendants est mort phthisique. Ici l'influence de l'hérédité n'est pas douteuse : vous concluez en faveur de la tuberculose, et le traitement vient confirmer votre décision.

La *contagion* apporte aussi sa part à la solution du problème posé par la clinique et résolu par l'efficacité d'une certaine médication.

Nous ne ferons que mentionner le rôle pathogénique des *professions*, des *climats*, des *saisons*, des *races humaines*, des *fatigues physiques*, des *peines morales*, etc. ; car ici les faits acquièrent rarement assez de précision pour qu'on puisse en rien conclure au point de vue de la tuberculose.

Cependant nous ne pouvons pas oublier les risques que courent tant de *jeunes soldats* au moment de leur incorporation ; et durant la première année de leur séjour à la caserne, ils offrent une large dîme à la tuberculose. C'est sous la forme de granulie surtout que celle-ci se manifeste, et nous estimons qu'on sauverait beaucoup de ces jeunes gens en les soumettant à la médication cuprique, car alors la maladie est tout à son début et le traitement y apparaîtrait avec son maximum d'efficacité. Nous aurons à signaler ces faits en parlant de la tuberculose à l'état aigu.

En second lieu, la maladie, ayant déjà pris pied en quelque sorte dans l'économie, voici dans quelles conditions on peut déjà en affirmer l'existence avec plus de certitude.

La notion d'une *maladie antérieure*, qui a épuisé la résistance vitale, devient un motif de tuberculose probable, si la santé ne se rétablit pas complètement. Il n'y a pas de cause prédisposante plus active de tuberculose qu'une affection grave qui a éprouvé profondément l'organisme.

Tantôt c'est une *fièvre typhoïde* qu'on retrouve parmi les antécédents du malade, avec cette restriction que quelquefois la prétendue fièvre typhoïde pourrait bien n'avoir été qu'une tuberculose méconnue dans sa première manifestation. Cependant la subordination de l'une des affections à l'autre est bien réelle, et nous montrerons plus loin un cas dans lequel on ne peut nier que les deux maladies ne se soient succédées à un très court intervalle et chacune avec ses caractères propres. (Voir obs. 42.)

Tantôt, et ceci est presque la règle, c'est un reliquat de *rougeole* qui par ses complications broncho-pulmonaires, nous transporte sans transition en pleine tuberculose aiguë, à prédominance thoracique. Ici les exemples fourmillent pour ainsi dire, et dans un service d'enfants les applications peuvent s'en faire d'une façon incessante. Or, la médication cuprique est héroïque pour combattre une maladie aussi fréquente que meurtrière. Quelquefois il suffit d'une seule potion avec 3 centigrammes d'acétate de cuivre pour juguler une affection dont on connaît assez la marche foudroyante. Encore bien qu'on contesterait le principe bacillaire de cette bronchite post-rubéolique, il n'en resterait pas moins avéré que l'acétate de cuivre en est le remède le plus rapidement efficace.

Du reste, il n'est pas impossible de remonter à la source bacillaire de la broncho-pneumonie qui succède à la rougeole. Nous voyons tous les jours le développement de certaines affections favorisé par le terrain scrofuleux ; l'impetigo en est un exemple frappant. Sans nier le rôle plus ou moins actif des microbes que l'on rencontre dans la broncho-pneumonie, streptocoques ou pneumocoques, il nous semble que la question de terrain ne doit pas être dédaignée, et que souvent cette complication redoutable ne doit son éclosion qu'à un organisme scrofuleux. Ainsi peut s'expliquer l'action des sels de cuivre dans la broncho-pneumonie, et sa grande efficacité. L'observation qui suit en est une preuve.

Obs. 41. — *Rougeole chez un enfant scrofuleux. — Accidents divers de scrofulose. — Bronchite capillaire. — Traitement par le cuivre. Guérison.* (Communiquée par M. Luton.)

Un jeune garçon, âgé de 5 ans, nous avait déjà à plusieurs reprises manifesté des accidents de scrofule, et surtout sous la forme d'ophtalmie, mais toujours sans gravité et sans persistance. Il est né d'une mère coxalgique. Dans le cours d'une épidémie de rougeole, il fut atteint très violemment, et l'éruption fut aussi confluente que possible. Vers le déclin de cette maladie, une bronchite capillaire se déclara, et en même temps une ophtalmie intense, avec papules et photophobie.

Dans les conditions où nous nous trouvions, nous prescrivîmes sans hésiter une potion de 125 grammes avec acétate de cuivre, 3 centigrammes et phosphate de soude 3 grammes.

Les résultats de ce traitement furent merveilleux, à la grande joie de la mère qui avait conçu les plus vives inquiétudes au sujet de son enfant. Ses effets furent décisifs. Dès le second jour, la poitrine se dégagea, l'ophtalmie s'apaisa et surtout la photophobie, symptôme difficile à combattre, et que le phosphate de soude réprime très brillamment. En même temps reparut l'appétit. A ce moment, l'enfant se dressa sur son séant, regarda sans crainte les objets les plus éclairés, et ne fit plus que tousser facilement avec une expectoration naturelle ; et le reste de la convalescence s'accomplit sans encombre.

Il n'est guère douteux que cet enfant ne fut sous le coup d'une évolution bacillaire ; mais en admettant quelques doutes, l'efficacité extraordinaire du traitement cuprique suffirait à nos yeux pour les dissiper jusqu'au dernier.

La *coqueluche* nous place dans des conditions analogues, avec les mêmes risques et les mêmes avantages de la médication cuprique.

Enfin il est tout naturel de faire la part de la *bronchopneumonie* et de la *bronchite capillaire* dites essentielles. Mais chercher une séparation ou une transition entre ces formes morbides et celles qui sont symptomatiques des granulations grises est le plus souvent vain et illusoire. Le traitement par les sels de cuivre leur est commun et efficace de part et d'autre. C'est tout ce qu'il importe de savoir.

Il y a une dernière affection qui se trouve souvent sur le chemin de la tuberculose, c'est la *pleurésie*. Pour certains auteurs, la pleurésie serait toujours occasionnée par des tubercules pulmonaires ou pleuraux. Sans être aussi affirmatif, nous reconnaîtrons que la question de tuberculose doit toujours être posée en présence d'une pleurésie bien établie, et nous citerons des exemples de pleurésies symptomatiques, guéries au moyen des préparations de cuivre, lorsque nous serons sur le terrain de la tuberculose bien reconnue.

Il serait inutile de poursuivre cette recherche des maladies, ou des circonstances, qui préparent l'évolution de la tuberculose : nous nous contenterons d'admettre ici une loi pathologique nous montrant le bacille de Koch partout où la vie a été atteinte dans son intégrité, comme le parasite qui apparaît sur les matières organiques en voie de décomposition.

Si ces considérations ne conduisent pas à un diagnostic absolu, il en est qui sont déjà assez spécieuses pour faire admettre la probabilité de la tuberculose ; et nous finirons sur cette proposition : qu'il vaut mieux supposer la tuberculose là où elle n'est pas, que de la méconnaître là où elle existe réellement.

Nous devons faire rentrer dans le cadre de ce chapitre un accident particulier de la tuberculose que M. Luton et nous-même avons observé à plusieurs reprises. Il s'agit d'une lésion cutanée qui nous paraît être l'accident primitif, la porte d'entrée de l'infection bacillaire. L'uniformité des caractères cliniques, les résultats du traitement, jouant le rôle de pierre de touche, nous portent à croire que nous sommes dans le vrai.

Dans sa période confirmée, le mal se montre sous forme d'une large phlyctène ombiliquée en son centre. Le pourtour seul est soulevé par une sérosité purulente, comme s'il s'agissait d'un abcès sous-épidémique. Le centre nécrosé augmente parallèlement. Les points où M. Luton a observé ce genre de mal sont la jambe une fois, le pied (base du gros orteil) une fois, l'avant-bras une fois, la main deux fois. Nous-même l'avons vu une fois à la main ; nous l'avons décrit plus haut (page 26) ; dans notre cas, c'est sous l'influence du traitement cuprique que le mal a acquis tout son développement, suivi d'ailleurs d'une disparition rapide. On voit que ce sont surtout sur les parties découvertes que cette lésion siège de préférence. Ce bouton est d'une extrême sensibilité, tout contact est pénible et même intolérable. Livré à lui-même, il n'a aucune tendance à la guérison ; il s'accroît peu à peu ; cependant c'est dans le premier temps de son apparition que son développement est le plus rapide.

Les motifs qui font penser que cette lésion appartient bien à la tuberculose, dont elle serait en quelque sorte une porte d'entrée, sont les causes au milieu desquelles elle se manifeste : milieu, antécédents, coïncidences, accidents ultérieurs confirmatifs, inutilité des différents topiques employés, excepté les sels de cuivre. De plus d'après notre cas personnel, on peut se rendre compte qu'il y a eu réaction locale manifeste à la suite du traitement interne et nous savons que cette réaction ne peut se produire qu'en présence de la tuberculose. Nous n'ignorons pas qu'une inoculation à un cobaye eut été indispensable ; mais nous n'avons pas eu le loisir de le faire et nous avons dû nous appuyer sur des considérations d'un autre ordre. Il faudra que par la suite nous comblions cette lacune.

Il est possible, il est même très probable, que parmi ces ulcères, soi-disant primitifs, il en est qui pourraient être qualifiés de secondaires ; car M. Luton en a vu un, en effet, qui s'est montré deux ans après des manifestations pulmonaires du premier degré, qui avaient été conjurées déjà au moyen du cuivre. Du reste un de ces cas appartient à un autre membre de la même famille : ce qui lui donne,

quoique bien réellement primitif celui-là, la signification
que nous lui attribuons.

Le cas que nous avons observé a été décelé et guéri par
le cuivre à l'intérieur. M. Luton a employé contre les siens
une pommade au millième : deux pansements par jour. Le
résultat est aussi favorable que rapide. On pourrait également passer sur l'ulcère le crayon de sulfate de cuivre et
couvrir ensuite avec du coton hydrophile. Un seul contact
un peu prolongé suffirait.

Il est assez remarquable, et cela a été signalé d'autre
part, que de tous les topiques essayés, ceux à base de cuivre sont les plus douloureux ; même quand il s'agit d'une
pommade à base de phosphate de cuivre, qui est un sel insoluble dans l'eau. Il y a là une sorte de caractéristique,
qui n'est pas à négliger.

Art. II. — Tuberculose confirmée. — Premier degré.

Si la distinction des degrés de la tuberculose est utile
au point de vue anatomo-pathologique, à plus forte raison
cette question de degrés importe-t-elle dès qu'il s'agit d'instituer un traitement quelconque, et notamment par les sels
de cuivre. Rien ne peut être plus fâcheux que la confusion,
établie quelquefois à dessein, entre ces dits degrés ; et c'est
à sa faveur que le doute s'introduit dans les esprits et com-
promet la valeur d'un traitement réellement efficace quand
il est employé avec à propos. Souvent même on croit avoir
affaire à un premier degré, alors qu'une première influence

du traitement, ou un examen ultérieur démasque un second degré jusqu'alors méconnu.

Admettant surtout deux degrés, devant lesquels la médication cuprique est appelée à agir, nous répéterons que le premier degré comprend le tubercule crû, depuis le premier dépôt de la granulation grise jusqu'à son ramollissement commençant, et le second degré, cette période de ramollissement lui-même jusque et y compris l'évacuation des masses caséeuses.

A partir de ce moment on est en présence d'un poumon creusé de cavernes, et de toutes les infections secondaires qui en sont la conséquence.

Un excellent moyen permet d'éviter la confusion possible entre le premier degré et le second degré commençant: c'est de consulter la température. Plusieurs auteurs, en particulier M. Bilhaut, dans sa thèse inaugurale, se sont occupés de rechercher les variations de la température chez les phthisiques aux différentes périodes de leur maladie. M. Luton, dans un travail spécial, a confirmé les assertions émises à ce sujet et il a fait voir que, tandis que dans la première période de la maladie il pouvait ne pas y avoir de fièvre, ou que tout au plus elle était intermittente à accès vespéral, cette fièvre devenait rémittente ou même tout à fait continue à partir du second degré, c'est-à-dire de la phase où se montrent les cavernules.

Ce résultat a été constant dans les recherches entreprises à ce point de vue et voici à quelle conclusion est arrivé M. Luton :

« Le tuberculeux au second degré ne présente pour ainsi

dire plus de périodes apyrétiques : c'est un hyperthermique constant ».

La moyenne des températures, sur neuf cas observés, a donné les chiffres suivants :

1ᵉʳ DEGRÉ		2ᵉ DEGRÉ	
T. Matin.	T. Soir.	T. Matin.	T. Soir.
37° 17	37° 47	39° 2	39° 41

On ne peut pas rencontrer une opposition plus franche entre les deux cas ; et dans le pronostic comme pour le traitement, on ne saurait se dispenser d'en tenir compte.

D'après celà, nous allons poursuivre la revue des faits dans lesquels notre traitement s'est montré le plus efficace, en insistant sur l'opposition même que nous venons d'établir.

Voici d'abord un cas de tuberculose consécutive à une fièvre typhoïde.

Obs. 42. — *Tuberculose aiguë à la suite d'une fièvre typhoïde. — Injection cuprique. Guérison.* (Communiquée par M. Luton.)

Un homme de 30 ans, manouvrier, était entré à l'Hôtel-Dieu de Reims (salle St-Remi n° 39), le 16 septembre 1892, pour une fièvre typhoïde, d'ailleurs bien caractérisée.

Cette maladie avait évolué très franchement, et la convalescence était en bonne voie, lorsque le malade fut pris de nouveaux accidents qui nous firent croire d'abord à une rechûte de son mal. Mais un examen plus attentif et la marche de la température nous conduisirent à un diagnostic plus exact de tuberculose pulmonaire à marche très rapide. Ce ne fût pas la granulie proprement dite ; dès le principe la localisation s'affirma sur un sommet, le droit. On y constata les signes d'une induration avec congestion périphérique. On aurait pu croire à une pneumonie du sommet si d'autres considérations n'avaient pas ramené les idées vers la tuberculose, entre autres la marche relativement plus lente du mal et sa persistance à demeurer en place.

Du reste, en présence de la nouvelle opinion, et des effets du traitement par une injection cuprique, celle-ci se trouva justifiée. Ici le mal était en quelque sorte dans sa première manifestation, et les conditions étaient excellentes pour réussir : aussi l'amélioration fut-elle prompte et décisive, et la guérison ne tarda guère. Le malade sortait entièrement rétabli le 9 janvier 1893.

Voici un autre cas déjà plus fâcheux : c'est un premier degré fort, à la limite du second degré ; mais encore dans des conditions de curabilité suffisantes, puisque le succès a couronné les efforts.

OBS. 43. — *Tuberculose pulmonaire au premier degré avancé. — Hémoptysies. Guérison au moyen de l'acétate de cuivre.* (Communiquée par M. LUTON.)

Un jeune homme de **24** ans, très grand et très fort, blond, horloger de son état, habitant Paris en dernier lieu, quoique né à Reims, fut appelé à faire ses **28** jours dans le courant de novembre 1892 ; c'est dans ces conditions qu'il contracta un rhume qui se prolongea jusqu'à sa libération, et se continua encore après jusqu'en janvier 1893. Rien dans ses antécédents personnels ou héréditaires ne pouvait faire craindre la tuberculose. Cependant à cette dernière époque, il fut pris d'hémoptysies. La fièvre s'alluma, il maigrit rapidement, et il dut venir en février se faire soigner dans sa famille à Reims.

Nous le vîmes alors pâle, amaigri, à peine reconnaissable. La toux était incessante, sèche, et venant principalement la nuit. La fièvre survenait le soir et la nuit une légère sueur en marquait la fin. L'appétit était perdu, la voix enrouée, le séjour au lit était devenu une nécessité. Bref, cet état était évidemment grave.

L'auscultation révélait au sommet droit une induration étendue à toute la fosse sous-épineuse, et indiquée par une expiration rude et soufflante, tandis qu'aux limites on entendait des râles qu'au premier abord on pouvait prendre pour des craquements humides. A la percussion, obscurité du son.

Nous instituâmes immédiatement un traitement au moyen d'une pilule d'acétate de cuivre, à 1 centigramme, et extrait de noyer 10 centigrammes, à prendre chaque matin à jeun.

En 15 jours, ce malade reprit 10 livres de son poids. L'amélioration du côté de la poitrine s'affirma de jour en jour. L'appétit revint. Le malade qui ne pouvait plus se coucher sur son côté droit put le faire sans malaise. La voix reprit son timbre normal. Les choses allèrent toujours ainsi de mieux en mieux et bientôt le malade retourna à Paris reprendre son état d'horloger, et les nouvelles que nous en eûmes depuis furent toujours satisfaisantes.

Obs. 44. — *Pleuropneumonie tuberculeuse. — Traitement par une injection de sérum cuprique. Guérison* (communiquée par M. Luton.)

Dans le courant du mois de mai 1893, un chauffeur du chemin de fer de l'Est , âgé de 24 ans, fut pris, au cours d'une attaque d'influenza, de pleurodynie à gauche. Au premier abord, ce mal parut tout simple et exempt de complications ; cependant la douleur résista à l'emploi des moyens les plus rationnels, même à l'application d'un vésicatoire. La constitution du malade était faible, il toussait sans cracher ; ses antécédents étaient négatifs.

La douleur du côté persistait, et qui plus est, des signes de frottement et d'induration apparaissaient. La fièvre était intense, et surtout vespérale ; transpiration nocturne, appétit perdu, amaigrissement rapide.

Devant cet ensemble, et aucun soulagement ne pouvant être obtenu par les moyens ordinaires, nous mîmes en question la tuberculose, et nous fîmes au malade une injection de sérum cuprique (1 gramme). Si faible que fut la dose du cuivre ainsi introduit, le résultat fut immédiatement des plus avantageux.

L'injection avait été pratiquée au niveau du point douloureux : celui-ci disparut tout d'abord. Puis la fièvre et la toux cessèrent peu à peu. L'appétit revint rapidement. L'auscultation ne révélait plus rien de suspect ; et après une très courte convalescence, cet homme put être rendu à ses occupations.

Nous le revoyons encore quelquefois, et depuis il n'a plus rien ressenti.

S'il reste quelques doutes sur le diagnostic, dans ce cas, il faut s'en prendre à la nature des choses : c'est au début du mal qu'on agit le plus efficacement, et ce début est tout naturellement obscur ; mais alors quel est donc ce mal qu'un peu de cuivre guérit si facilement, et qui résiste à toute autre médication : cette épreuve par le traitement n'est pas négligeable.

OBS. 45. — *Oreillons.* — *Tuberculose pulmonaire.* — *Injections d'acétate de cuivre ammoniacal. Guérison.* (Communiquée par M. LUTON.)

Un homme de 33 ans, domestique, entre à l'Hôtel-Dieu de Reims (Salle St-Remi, n° 10) le 11 avril 1893, pour une affection, que nous qualifions immédiatement d'oreillons. Les deux côtés de la face sont à peu près pris également : c'est un engorgement mou, gâteux, modérément douloureux à la palpation.

Cet homme est d'apparence délicate. Il n'accuse aucun antécédent mauvais. Il est peu malade, et n'a pas de fièvre appréciable.

Les choses restèrent assez longtemps stationnaires. Aucune tendance à la résolution ne se manifesta, et il ne se produisit aucune métastase. Cependant le malade s'affectait sensiblement ; il toussait, il maigrissait, il transpirait la nuit, etc, lorsqu'un jour il se plaignit d'un point de côté à gauche ; la percussion donnait un son obscur dans toute l'étendue des lobes moyen et supérieur, en arrière ; vibrations thoraciques augmentées, rôles crépitants et même souffle bronchique au centre de l'induration. Pourtant la réaction générale n'était pas celle de la pneumonie franche ; le malade restait pâle et affaissé. Cette situation se prolongeant outre mesure mit en éveil l'idée d'une tuberculose. Les oreillons s'étaient presqu'entièrement dissipés.

Dans ces conditions, et aucun traitement n'ayant réussi, nous pratiquâmes une injection d'un centigramme d'acétate de cuivre ammoniacal.

Les résultats de cette médication ne se firent pas attendre. L'engorgement pulmonaire entra franchement en résolution ; et ce malade qui languissait, et s'acheminait vers une tuberculose plus accentuée, eut une convalescence rapide, et sortit de l'hôpital entièrement guéri le 1er juin suivant.

Obs. 46. — *Tuberculose discrète au cours d'une attaque d'influenza. Guérison par les pilules d'acétate de cuivre.* (Communiquée par M. Luton.)

Un jeune homme de 24 ans, valétudinaire, neurasthénique, fut pris, au cours d'une attaque d'influenza, d'accidents thoraciques assez inquiétants. Ce ne fut d'abord en apparence qu'une bronchite confluente, mais peu à peu les signes stéthoscopiques se concentrèrent dans le côté gauche, et plus particulièrement vers la fosse sus-épineuse. En ce point on constata : submatité à la percussion, suppression presque complète du murmure vésiculaire, expiration soufflante, quelques râles humides à mettre sur le compte de la bronchite coexistante. En outre, le malade accusait une douleur de côté ; la toux était incessante et presque sèche ; il y avait de la fièvre surtout le soir, l'état général était assez mauvais, pas d'appétit, amaigrissement rapide, forces perdues, etc. Antécédents douteux.

Craignant à juste titre une tuberculose entée sur une grippe, nous prescrivîmes sans retard des pilules d'acétate de cuivre : une par jour à la dose de 1 centigramme. De plus, emplâtre de Thapsia sur le côté malade, sirop d'Eucalyptus.

Le malade prit d'abord dix pilules, et au bout de ce temps, il se sentit soulagé. La plupart des signes énumérés plus haut avaient disparu. L'appétit et les forces revenaient, la toux s'était apaisée. Par prudence, le traitement fut continué, et en moins de 20 jours, on put considérer la convalescence comme définitive ; et depuis ce malade toujours névrosique, que nous revoyons souvent, ne ressent plus aucun trouble thoracique. En admettant le bien fondé d'une tuberculose tout à son début, on peut dire qu'elle a été très heureusement arrêtée dans sa marche.

Obs. 47. — *Pneumonie tuberculeuse du sommet droit.* — *Etat très aigu. Guérison au moyen de deux injections de sérum cuprique.* (Communiquée par M. Luton.)

Le 24 octobre 92, entrait à l'Hôtel-Dieu de Reims (salle St-Remi, nº 32) un homme agé de 50 ans, chapelier, pour une affection pulmonaire, consistant essentiellement dans une induration du sommet droit. L'état général de ce malade et l'ensemble des accidents observés ne permettaient guère d'admettre autre chose qu'une tuberculose au premier degré avancé ; cependant aucune trace de ramollissement n'existait.

Ce malade resta ainsi stationnaire durant quelques jours, et nous hésitions encore à entreprendre le traitement par le cuivre ; lorsque tout à coup des accidents aigus se déclarèrent: fièvre, agitation, subdelirium; des râles crépitants couvraient et entouraient l'induration d'abord constatée ; l'expectoration prenait les caractères pneumoniques.

Dans ces conditions, et tenant compte des faits antérieurs, nous admîmes l'existence d'une pneumonie pérituberculeuse et symptomatique de la tuberculose préalablement installée sur cette donnée, nous pratiquâmes une injection d'un gramme de sérum cuprique, et consécutivement une seconde injection de même nature et de même dose. La détente fut presque immédiate. En 24 heures, l'état de ce malade s'était amélioré, et tout danger avait disparu.

La résolution se continua, et bientôt les signes locaux non seulement de la congestion pulmonaire, mais aussi de l'induration tuberculeuse se dissipèrent ; et le malade put être considéré comme guéri, non sans réserves pour l'avenir.

Obs. 48. — *Tuberculose pulmonaire au cours d'une attaque d'influenza.* — *Premier degré bien constaté.* — *Traitement par une injection d'acétate de cuivre ammoniacal, guérison.* (Communiquée par M. Luton.)

Le nommé J. L... âgé de 29 ans, chauffeur au chemin de fer de l'Est,

fut atteint, dans le courant du mois de mai 1893, d'une grippe très intense. Cet homme, qui est garçon, vivait seul dans un cabinet, au milieu des conditions hygiéniques les plus déplorables. Avec cela, il ne
paraissait pas d'une constitution bien robuste, et pourtant il exerçait le
rude métier de chauffeur de locomotive.

Pour l'avoir sous la main, nous le fîmes entrer à l'Hôtel-Dieu, et on
le coucha salle St-Remi, n° 22. En l'examinant avec plus d'attention,
nous constatâmes que les signes de la soi-disant bronchite étaient loca-
lisés au côté gauche de la poitrine, lobe inférieur : râles sous-crépitants
râles crépitants toujours sur un même point, douleur profonde, submatité, expectoration mucopurulente. La toux était incessante, la fièvre
intense, surtout le soir ; sueurs nocturnes. Appétit nul. Le diagnostic
tuberculose se présentait de lui-même à tous les assistants.

Indépendamment d'autres moyens, nous lui fîmes à la hanche une
injection d'un gramme d'acétate de cuivre ammoniacal. Thapsia sur le
côté malade

L'amélioration, qui suivit immédiatement cette injection, ne fit que
confirmer notre diagnostic. Le malade se rétablit promptement, et à
peine se sentit-il mieux qu'il voulut quitter l'hôpital ; mais nous le re-
vîmes à plusieurs reprises, pour cause de service au chemin de fer, et
la guérison nous parut définitive.

Obs. 49. — *Début de tuberculose pulmonaire par épuisement. — Réta-
blissement rapide au moyen du repos, d'une meilleure alimentation et
d'une injection d'acétate de cuivre ammoniacal.* (Communiquée par
M. Luton.)

Un manouvrier, âgé de 34 ans, avait voulu travailler jusqu'à la dernière extrémité, parce que son seul travail faisait vivre une femme et
quatre enfants en bas-âge. Mais ses forces n'y suffisant plus et se
voyant atteint de toux, de fièvre et d'une faiblesse irrésistible, il se dé-
cida à entrer à l'Hotel-Dieu (St-Remi, n° 31).

Notre premier soin fut de rétablir ce malade par l'alimentation, quelques toniques, etc. ; mais en présence de certains symptômes qu'il accusait, nous dûmes songer à la tuberculose. Tout se bornait alors à de

la congestion pulmonaire (lobe moyen droit). En ce point, il y avait une douleur sourde, des râles crépitants ; la toux était pénible et sèche ; il y avait de l'oppression, de la fièvre, suivie de sueurs, surtout la nuit. L'appétit était entièrement perdu, l'amaigrissement faisait des progrès rapides. Mais surtout chez ce malade, il y avait à tenir compte de l'état moral, que l'impossibilité de subvenir aux besoins de sa famille, aggravait beaucoup.

Dans le doute, nous crûmes devoir conclure au développement d'une tuberculose rapide : la misère physiologique, une attaque récente de grippe, tout justifiait une pareille supposition.

Nous pratiquâmes, le 1er juin 1893, une injection d'un gramme d'acétate de cuivre ammoniacal, juste au niveau d'un point douloureux existant à droite.

Les effets de cette injection furent des plus heureux. Les choses se rétablirent avec une rapidité merveilleuse et le malade, à peine convalescent, mais impatient de reprendre son travail, nous quitta, malgré nos observations. Néanmoins, nous n'avons pas appris depuis qu'il s'en soit mal trouvé.

Nous ne ferons que rappeler les observations rapportées par M. Luton dans les divers travaux qu'il a déjà publiés sur ce sujet, ainsi que le cas que nous avons observé de tuberculose pulmonaire chez une de nos petites coxalgiques (voir obs. 28). Il convient d'ajouter ici une observation de pleurésie de nature tuberculeuse traitée et guérie par la médication cuprique.

Obs. 50. — *Pleurésie de nature tuberculeuse. — Traitement par les pilules d'acétate de cuivre. Guérison.* (Communiquée par M. Luton.)

M. X..., âgé de 45 ans, peintre, est habituellement bien portant ; cependant il tousse assez facilement et il a des habitudes alcooliques bien avérées. Il n'a jamais eu de coliques de plomb. Son logement n'est pas sain.

Au cours d'une épidémie d'influenza, en janvier 1893, il fut pris de bronchite et d'un point de côté à gauche.

Dans les premiers jours, il ne se produisit aucun signe d'induration ni d'épanchement dans la poitrine.

Cependant le malade indiquait par une agitation inaccoutumée, par de l'insomnie, par de la dyspnée, qu'une détermination morbide s'opérait dans son poumon. Nous fîmes d'abord la part de l'alcoolisme ; mais dès ce moment, il fut évident qu'un épanchement s'était fait dans la plèvre ; et, par l'anxiété du malade, par la déclivité des premiers frottements, on put admettre que la plèvre diaphragmatique était le point de départ du mal. Il n'y avait en effet aucune proportion entre l'importance de l'épanchement et l'angoisse délirante accusée par le malade.

Voyant qu'aucun moyen n'apaisait le malade, et qu'un vésicatoire n'avait amené aucun soulagement ; songeant d'autre part que la pleurésie était rarement essentielle et que bien souvent elle était produite par des tubercules dont l'existence était très admissible dans ce cas, nous nous décidâmes à lui donner des pilules d'acétate de cuivre, à 1 centigramme. L'événement justifia nos prévisions, et le malade n'avait pas pris dix de ces pilules qu'il entrait franchement en convalescence.

Art. III. — Tuberculose pulmonaire au second degré.

La distinction de la tuberculose en différents degrés nous importe surtout au point de vue thérapeutique ; ce n'est donc pas une simple convenance anatomo-pathologique. Des trois degrés classiques, nous ne retiendrons que les deux premiers qui seuls obéissent à notre traitement ; et encore faisons-nous de grandes réserves pour le second degré.

Oui, tandis que la tuberculose, à son début, avant et pendant la période de germination de la granulation grise, y compris les complications qu'elle entraîne avec elle, cède facilement, nous disons facilement, à l'action des sels de cuivre, et la partie de notre travail qui précède en est la preuve concluante, à partir du moment où la granulation grise, devenue opaque, commence à se désagréger pour aboutir aux cavernules et aux cavernes, il faut compter avec les difficultés inhérentes à une pareille situation. Les succès ne sont plus que l'exception, et les avantages déjà conquis sont souvent suivis de rechutes à la moindre occasion.

Nous avons donné comme caractéristique du second degré, pour l'opposer au premier, l'examen de la température. Tandis que le premier degré reste torpide ou bien n'offre qu'un accès vespéral plus ou moins marqué, le second degré est en réalité une sorte de fièvre continue, dans laquelle, entre le soir et le matin, il n'y a qu'un écart de température insignifiant, souvent même au profit du matin, mais toujours il y a hyperthermie. Cette conclusion résulte de nombreux examens faits avec le thermomètre ; et en dehors d'observations bien complètes, nous possédons beaucoup de tracés dans lesquels se lit nettement la loi que nous venons d'énoncer. De même que le retour à la température normale d'abord le matin, puis le soir, donne la mesure de l'amélioration obtenue.

Ici se présente un fait important que nous pourrions qualifier de faux premier degré de la tuberculose, surtout en ce qui concerne la détermination pulmonaire.

Il est arrivé maintes fois à M. Luton d'entreprendre avec confiance le traitement d'un tuberculeux pulmonaire, avec la persuasion qu'il s'agissait d'une affection tout au plus à son premier degré confirmé ; et cela non seulement par suite d'une conviction personnelle, mais encore d'après les affirmations d'un confrère qui lui adressait le malade pour mettre la méthode à l'épreuve. Mais souvent l'espérance aboutissait à la plus amère déception, et il arrivait que les premiers effets du traitement cuprique démasquaient un mal plus avancé qu'on ne l'avait soupçonné.

Il faut savoir, pour rassurer sa conscience, ici comme avec la lymphe de Koch, que beaucoup d'autres influences paraissent ainsi donner à l'affection un coup de fouet qui lui fait franchir d'un seul coup plusieurs étapes qui auraient pu être parcourues avec plus de ménagement. En général, tout ce qui donne la fièvre peut conduire à un pareil résultat. Dès lors c'est tout qu'il faut accuser, les moindres événements, les émotions, les fatigues du corps, etc., un rhume simple qui devient un rhume négligé quand il aboutit à une phthisie pulmonaire, une entorse quand elle est l'origine d'une tumeur blanche. En un mot, avec un mauvais terrain, ainsi ensemencé de bacilles, l'existence est précaire, et l'on est toujours à la veille de voir, sous la moindre impulsion, évoluer un mal qui jusqu'alors ne faisait que sommeiller. Il en est ainsi pour beaucoup d'autres cas, et c'est toujours à leur origine qu'on doit se reporter pour combattre les différentes diathèses, et ne pas s'épuiser contre des épiphénomènes qui trahissent une maladie alors qu'elle est déjà irrémédiable. Il faut voir le danger alors qu'on pourrait encore le conjurer ; les nouvelles doctrines des germes morbides et des infections ont facilité cette tâche et c'est un devoir de chercher à couper le mal dans sa racine, pour ne pas être un jour spectateurs impuissants des ravages qu'on lui aura laissé faire dans notre organisme.

Donc il n'est pas rare de trouver de faux premiers degrés de la tuberculose : ce ne sont que des seconds degrés plūs ou moins confirmés, et le traitement acquiert dès lors les allures incertaines que l'on observe dans cette phase de la maladie.

C'est encore le cuivre qui est la base de ce traitement, mais sous une forme plus atténuée, et avec des auxiliaires aussi variés que les circonstances l'exigent.

L'emploi du cuivre répond ici à une indication très nette ; en ce sens qu'aux limites des lésions déjà avancées il existe, comme nous l'avons dit, une zône où le mal n'est encore qu'au premier degré et même n'existe qu'à l'état de congestion pérituberculeuse. Mais d'autre part, le terrain envahi est plus étendu et par suite les réactions produites par le remède seront en proportion des éléments respiratoires affectés. C'est pourquoi il faut s'en tenir aux petites doses, de crainte d'ajouter au mal principal des effets d'irritation dont on n'est plus le maître. C'est le cas des surfaces impetigineuses qui s'accroissent dès qu'on a dépassé les limites de l'action dynamique pour arriver aux effets caustiques ou mécaniques. On pourrait traduire ces données sous la forme suivante : L'action médicamenteuse des sels de cuivre est en raison inverse de l'étendue et du degré d'avancement des lésions tuberculeuses.

Mais alors il y a lieu de faire intervenir les auxiliaires : antithermiques et antiseptiques pour combattre la fièvre qui accompagne la désagrégation des dépôts tuberculeux et la formation des cavernes ; toniques pour soutenir les forces du malade, et continuer une lutte bien souvent inégale. Du reste tout dépend des événements, et ici nous rentrons dans le domaine de la médecine des symptômes ou palliative ; et il faut avouer que l'emploi du cuivre passe en quelque sorte au second rang, et comme pour fournir au malade les dernières chances qu'il a pour lui.

Voici une analyse succincte des cas dans lesquels M. Luton est intervenu avec quelques avantages. Ordinairement les résultats se traduisent ainsi : le malade sort de l'hôpital avec une grande amélioration ; ou bien la température est revenue, au moins le matin, à l'état normal. Quelquefois le malade ne présente plus aucune trace ni à la percussion, ni à l'auscultation, l'appétit est revenu. Le poids a augmenté, la toux a cessé, l'expectoration s'est modifiée du tout au tout.

Mais il arrive que des malades ainsi améliorés, reprenant leurs occupations, ou cessant de se soigner, ont des rechutes apparentes ou réelles. Les rechutes réelles n'ont rien de bien étonnant, et c'est la règle. Mais il y en a qui ne sont qu'apparentes : cette sorte de malades, quoique guéris, conservent une grande susceptibilité de poitrine ; ils s'enrhument très facilement, ils ont des bronchites, des congestions pulmonaires, des hémoptysies mêmes. On comprend, en effet, qu'un poumon cicatrisé est plein de foyers d'irritation, formés par les tissus de cicatrice, par des tubercules même ayant subi la dégénérescence crétacée. Mais le pronostic n'a plus sa gravité première ; et après quelques épreuves de ce genre, on finit par se rassurer, et ne plus voir dans le cas observé qu'un malade ordinaire, et qui ne nécessite plus que les moyens habituellement employés contre les affections inflammatoires de la poitrine.

La gravité du pronostic n'infirmerait pas cette proposition : elle prouverait seulement que les lésions ont été poussées très loin, que le champ respiratoire est singulièrement restreint, et que l'organisme a subi dans son ensemble une atteinte dont il ne peut plus se relever.

Voici l'analyse de quelques cas de second degré, dans lesquels l'amélioration a été portée pour quelques-uns jusqu'à la guérison réelle.

Obs. 51. — *Tuberculose pulmonaire.* — *Caverne au sommet droit.* — *Traitement par les injections de sérum cuprique. Amélioration.* (Communiquée par M. Luton.)

Au n° 1, salle Ste Balsamie, est entrée le 5 décembre 1892, une repasseuse, âgée de 31 ans. Prédominance au sommet droit, en arrière. Caverne de moyenne capacité au niveau de la fosse sus-épineuse correspondante.

Le 6 décembre, la malade reçoit une injection de sérum cuprique, 3 grammes.

Elle sort le 7 janvier 93, avec cette notice : amélioration considérable.

Obs. 52. — *Tuberculose pulmonaire.* — *Cavernules au sommet droit.* — *Traitement par les pilules d'acétate de cuivre.* — *Amélioration.* (Communiquée par M. Luton).

Un jeune homme de 22 ans, tisseur, a dû subir dans son enfance une opération qui lui a enlevé une partie du maxillaire inférieur. Très probablement, il s'agissait d'une affection tuberculeuse de l'os. Ce malade a gardé les stigmates de la scrofule, et même une fistule persiste à l'intérieur de la bouche et y déverse incessamment du pus.

Depuis quelques mois, il s'est mis à tousser, à cracher ; et lorsque nous l'observons, il nous paraît affecté de tuberculose pulmonaire avec cavernules à droite. Il est maigre, il a souvent la fièvre.

Nous prescrivons des pilules d'acétate de cuivre à un centigramme à prendre tous les matins à jeun. En outre, vin de noyer phosphaté, 60 grammes.

Au bout de cinq semaines, le malade veut nous quitter, tant il se sent bien. Nous ne pouvons le retenir : l'amélioration est évidente pour tout le monde.

OBS. 53. — *Tuberculose pulmonaire au second degré. — Injection de phosphate de cuivre. Amélioration.* (Communiquée par M. LUTON.)

Un chapelier, âgé de 18 ans, placé dans de mauvaises conditions hygiéniques, toussait depuis longtemps et avait mauvaise mine. Dès le premier examen, il fut facile de reconnaître une tuberculose au second degré, assez avancée même.

Injection de phosphate de cuivre ; puis plus tard cachets de poudre composée de tannin 25 centigrammes et acétate de cuivre, 1 centigramme pour un cachet. A prendre chaque matin à jeun. Le malade en prit dix.

L'amélioration ne fut pas contestable : l'appétit, les forces revinrent rapidement ; la fièvre et la toux s'amendèrent, l'expectoration se modifia. Le malade qui ne quittait plus son lit, put se lever, et même il reprit son travail, en dépit de nos observations.

OBS. 54. — *Tuberculose pulmonaire au second degré. — Potion et pilules à l'acétate de cuivre. Amélioration.* (Communiquée par M. LUTON).

Un jeune homme, employé au chemin de fer de l'Est comme dessinateur, se présente à notre observation avec tous les attributs d'une tuberculose confirmée. Il toussait, dit-il, depuis longtemps ; il avait beaucoup maigri ; mais il laissait aller les choses, ne croyant pas à leur gravité. Arrêté un beau jour pour une attaque violente d'influenza, il dut se mettre au lit, et en l'examinant, nous trouvâmes tous les signes d'une tuberculose pulmonaire au second degré. Au sommet droit, en arrière, on entendait manifestement des craquements humides, et plus bas en descendant, c'était seulement de l'induration et de la congestion. La fièvre était très vive, les nuits mauvaises, la dyspnée était encore augmentée par le fait d'une bronchite généralisée.

Nous prescrivîmes tout d'abord une potion avec acétate de cuivre 3 centigrammes, à prendre par cuillerées dans la journée ; tisane d'eucalyptus, sirop thébaïque pour la nuit, emplâtre de thapsia comme révulsif.

Ce traitement fut continué durant quelques jours ; et quand le malade, rapidement amélioré, put se lever et reprendre ses occupations, il subit le même régime sous la forme d'une pilule d'acétate de cuivre d'un centigramme par jour. Il prit longtemps aussi du vin de noyer phosphaté ; et aujourd'hui les choses sont à un tel point que ce jeune homme a repris ses occupations habituelles, et que nous ne le voyons plus que pour constater, nous n'osons dire sa guérison, mais une amélioration qui est l'équivalent de la santé.

Nous aurions d'autres exemples semblables à signaler, mais nous terminerons cette revue des seconds degrés, en relatant les deux faits les plus remarquables que M. Luton ait observés en ce genre.

Obs. 55. — *Tuberculose pulmonaire à manifestations successives.* — *Traitement par les injections et les pilules de cuivre.* (Communiquée par M. Luton.)

Le nommé X..., âgé de 34 ans, valet de chambre, a toutes les apparences d'un tousseur habituel : il est grand, maigre, à pommettes saillantes et colorées, à voix légèrement enrouée.

Dans une première période, qui remonte à deux ans au moins, nous ne reconnûmes chez ce malade que des signes douteux de tuberculose, à l'auscultation ; bien que les signes rationnels concordassent pour faire admettre ce diagnostic. Il ne voulait à aucun prix interrompre son travail, et nous dûmes instituer notre traitement envers et contre tout. Il reçut une première injection de phosphate de cuivre (1 gramme) au niveau du sommet droit, en arrière dans la fosse sus-épineuse, là où nous étions parvenu à localiser les lésions d'une façon positive.

Le malade se trouva très bien de ce traitement, et il put se considérer longtemps comme guéri, ayant repris toutes ses occupations.

Vers la fin de l'hiver 1892, il fut repris d'accidents aigus du côté de la poitrine, à gauche : point de côté, râles crépitants d'engouement pulmonaire, frottement pleural. Avec cela, fièvre intense, toux, expectoration hémoptoïque. Nous avions affaire là à une pneumonie symptomatique de la tuberculose, et une nouvelle injection de phosphate de cuivre, faite au niveau du point de côté, eut encore les meilleurs résultats. Cette nouvelle poussée sur le poumon gauche fut encore conjurée.

A diverses reprises, le malade fut atteint de rhumes assez persistants ; et chaque fois nous n'en venions à bout que grâce à l'emploi de pilules d'acétate de cuivre, à la dose d'un centigramme. Le malade en avait une telle conscience qu'il avait fini par prendre ce remède de lui-même. Il fallait en moyenne une dizaine de pilules pour obtenir la guérison. Et au milieu de tout cela, notre homme continuait son emploi de valet de chambre, et même de jardinier.

Enfin, au cours de l'été dernier, après s'être fortement échauffé à arroser, nouvelle attaque d'accidents aigus du côté de la poitrine, encore à gauche : fièvre, crachats hémoptoïques, signes de bronchite généralisée. Cette fois le mal parut résister davantage, et nous n'affirmerions pas que l'élément tuberculeux en a fait les frais à lui seul. Il nous semble probable que nous étions en présence d'un poumon déjà irrité, infiltré de résidus inflammatoires des précédentes poussées tuberculeuses et tout préparé, à la moindre impulsion du dehors, à se fluxionner, à exagérer les sécrétions bronchiques et même à y ajouter le produit de cavernes en voie de réparation. Le malade se rétablit encore une fois ; cependant ses forces sont diminuées, et il paraît décidé à ne pas persister dans ses résolutions de travail, ou du moins à se livrer à des occupations moins violentes dans lesquelles il risque des rechutes perpétuelles. Mais on le persuaderait difficilement qu'il ne doit pas au cuivre d'avoir échappé aux dangers qu'il a courus.

Nous restons en correspondance avec lui et nous serions prévenu de tout trouble dans sa santé.

Obs. 56. — *Abcès par congestion de l'avant-bras. — Lupus à foyers multiples. — Complications thoraciques. — Première amélioration. — Plus tard, accidents graves au cours d'une influenza. — Mort. — Autopsie.* (Communiquée par M. Luton.)

Une demoiselle de 27 ans, couturière, portait depuis l'âge de 8 ans, un lupus à chaque joue et sur le dos de chaque main (preuve d'une auto-contagion). De plus, il s'était formé un large abcès froid, occupant toute la hauteur de l'avant-bras gauche. Le reste de sa santé, sous les autres rapports, n'offrait rien de notable.

Cette jeune fille fut soumise au traitement cuprique, recevant d'abord une injection de phosphate de cuivre et le continuant ensuite sous forme de pilules d'acétate de cuivre, une par jour.

L'amélioration fut immédiate, et elle porta surtout sur l'abcès qui se résorba peu à peu, et finit par disparaître entièrement. La surface des lupus s'était également bien modifiée ; les nodules, s'effaçaient et la rougeur pâlissait de plus en plus.

Au cours de ce traitement et sous l'influence de l'épidémie de grippe qui sévissait, la malade fut prise d'accidents thoraciques assez sérieux qu'on put qualifier de pleuropneumonie, mais avec un noyau évidemment tuberculeux.

Le traitement par le cuivre, depuis quelque temps abandonné fut repris, et la malade reçut une injection d'un gramme de phosphate de cuivre.

Sous l'action de cette injection, les choses s'améliorèrent et même revinrent à leur état normal.

Cette personne resta ensuite dans un état de santé relativement bon, et reprit ses occupations. Mais au retour de l'épidémie d'influenza, qui reparût au commencement de l'année 1893, elle fut prise de nouveau très gravement : une bronchite généralisée dégénéra en pneumonie franche, des accidents cérébraux se déclarèrent, et la malade fut emportée en deux jours, au milieu d'un délire suraigu, bientôt suivi de coma.

L'autopsie pu être pratiquée. Nulle part, et notamment dans les poumons, nous ne trouvâmes de tubercules ; mais seulement les traces d'une pneumonie étendue à tout le poumon gauche, qui avait été déjà le siège de l'ancienne détermination thoracique. Au milieu du foyer pneumonique, on trouva des excavations, ressemblant à d'anciennes cavernes cicatrisées, et dont la teinte générale ne différait pas de celle des tissus ambiants. De même les parois n'avaient pas d'autre consistance que celle du poumon hépatisé.

On peut donc admettre vraisemblablement que l'ancienne détermination pulmonaire tuberculeuse était guérie, et que cette guérison était due à l'intervention du traitement cuprique. Les rechutes ne doivent être attribuées qu'à une susceptibilité toute particulière de parties déjà atteintes, éveillée par une nouvelle influence épidémique. Le mal avait disparu sans laisser de traces en dehors de la destruction des tissus; et cette personne avait succombé à des accidents de catarrhe épidémique avec complication cérébrale.

CHAPITRE VIII

Méningite tuberculeuse.

Les cas de méningite tuberculeuse guérie sont rares dans la science ; mais la plupart des auteurs admettent parfaitement la possibilité de la guérison de cette terrible affection. Ce qui rend surtout sceptique en présence de la relation de cas heureux, est la facilité avec laquelle on peut confondre la méningite, principalement chez les enfants, avec une foule de simples indispositions ou d'affections plus sérieuses, mais dont le pronostic est cependant favorable.

Faut-il donc attendre, pour établir un traitement sur lequel on fonde de grandes espérances, que la maladie soit entièrement confirmée et par conséquent beaucoup plus difficile, pour ne pas dire impossible à guérir ? Nous avons vu, par ce qui précède, que s'il est vrai que toute maladie, prise à son début, est plus facilement arrêtée dans son évolution, la tuberculose est une des premières auxquelles on doive appliquer le précepte : *Principiis obsta*. C'est donc à la période de germination, alors que les symptômes sont encore indécis et peu marqués, que l'intervention présentera le plus de chances de succès. Nous n'ignorons pas que si l'on est arrivé à juguler de cette façon une méningite tuberculeuse, bien des doutes s'élèveront sur la justesse du diagnostic ; mais peut-être qu'avec le temps et l'expérience, on finira par se convaincre de la véracité de ce que nous avançons : on peut arriver avec le cuivre à combattre victorieusement une méningite dans ses débuts, au même titre qu'une induration tuberculeuse pulmonaire ou une coxalgie commençante. M. Luton nous en fournit la preuve par l'observation suivante.

Obs. 57. — *Méningite tuberculeuse. — Injection d'acétate de cuivre. ammoniacal. Guérison.* (Recueillie par M. Joly, interne du service.)

Le nommé J... Aristide, âgé de 26 ans, garçon laitier, entre à l'Hôtel-Dieu, salle St-Remi n° 31, le 21 juillet 1893.

Apparence assez délicate, pas d'antécédents héréditaires, aucun commémoratif notable.

Il est malade depuis 8 jours : sentiment de fatigue et de malaise vague ; son travail, qui consiste à porter du lait de village en village, lui est pénible. Il a de la diarrhée depuis quelques jours. Les idées sont un peu obtuses. Rien à noter du côté des autres fonctions.

22. — Température du soir : 40°.

23. — Température du matin : 40° 2. On apprend que le malade a parcouru dans ces derniers temps le pays d'où est partie une sorte d'épidémie de typhus, qui a été relatée dans le *Journal de la société médicale de Reims*, et qui a failli prendre des proportions inquiétantes à l'Hôtel-Dieu. Gargouillement iléo-cœcal assez manifeste ; aucune tache ni pétéchiale, ni rosée. Ventre en bateau. L'hébétude a fait du progrès ; le malade porte sa main à sa tête comme s'il en souffrait.

Dans ces conditions, on croit avoir affaire à un cas de typhus anormal. On prescrit une potion de Todd et la diète hydrique.

24. — La température tombe à 38° ; mais l'adynamie est complète ; le malade divague. Aucune éruption.

Léger strabisme à gauche. Il y a constipation absolue, le ventre se creuse de plus en plus. Le soupçon de méningite tuberculeuse commence à poindre, succédant à l'idée de fièvre typhoïde et de typhus. Injection de teinture d'ergot : un gramme.

26. — La température remonte à 40°. Le malade est très agité, il crie, il gesticule ; il faut le manchonner.

En présence de ces symptômes nouveaux, nous tentons la médication cuprique. Injection hypodermique d'un centigramme d'acétate de cuivre ammoniacal (solution au centième, un gramme.)

27. — Température: 37°2.

M. le professeur Bernheim, de Nancy, venu à Reims pour présider les examens d'officier de santé, a vu le malade et sans que nous lui ayons communiqué notre pensée, il admit l'existence d'une méningite probablement tuberculeuse.

L'amélioration s'affirme. Le malade commence à prendre un peu de lait : sous cette influence, la température remonte à 39°.

Dès le 5 *août*, retour à la température normale, et même il y a légère hypothermie : 36°. Injection de 1 gramme de sérum artificiel pour relever les forces du malade.

A ce moment, le strabisme a presque entièrement disparu ; l'intelligence revient ; le malade mange avec appétit. La convalescence est franche et décisive.

13. — Le malade peut être considéré comme guéri ; il quitte l'hôpital au bout de 31 jours de maladie. Au 30 septembre, la guérison ne s'est pas démentie.

Ici l'âge du malade qui ne permet pas de reconnaître dans les symptômes existants une des nombreuses affections du jeune âge qui simulent la méningite, l'opinion d'un maître distingué, les suites heureuses d'un traitement qui, d'après les observations que nous venons de produire dans le cours de ce travail a, fait suffisamment ses preuves dans toutes les manifestations d'une même affection, tout porte à penser que le diagnostic s'est trouvé exact. Peut-être pourrait-on élever des doutes en essayant de rattacher les différents symptômes observés à une maladie typhique. Mais dans le typhus, il existe une éruption particulière,

un gonflement notable de la rate, et de plus une marche
caractéristique de la température que nous ne rencontrons
pas dans le cas observé. S'il y a des points de rapproche-
ment en ce qui concerne les symptômes d'agitation et de
délire, nous trouvons en faveur de la méningite un certain
degré de strabisme qui, à notre connaissance, ne s'est jamais rencontré dans les cas de typhus et il faudrait vraiment que la maladie ait suivi une marche bien singulière
pour que le diagnostic d'une pareille affection soit main-
tenu.

CHAPITRE IX

Tuberculose des ganglions internes.

Ce que nous avons dit au sujet de la tuberculose des ganglions externes peut s'appliquer à l'adénopathie trachéo-bronchique et à l'engorgement des ganglions du mésentère. M. le Dr Liégeois a rapporté un cas d'adénopathie mésentérique guéri au moyen des pilules d'acétate de cuivre. Nous-même en avons observé un cas à l'hôpital des Enfants-Malades dans le service de M. le D^r d'Heilly chez un enfant coxalgique atteint en même temps de carreau et d'hypertrophie ganglionnaire du médiastin. Nous avons pu constater la diminution progressive de l'abdomen, le retour de ses parois à la souplesse, en même temps que l'enfant respirant plus librement paraissait débarrassé de l'obstacle qui diminuait le calibre de sa trachée. La douleur de la coxalgie suivit une marche parallèle et disparut peu à peu.

Nous avons enfin observé à l'hôpital de Berck un cas d'adénopathie trachéo-bronchique dont l'amélioration n'est pas douteuse ; l'enfant est encore en traitement. Il présentait en outre diverses manifestations scrofuleuses, telles que ganglions de l'aisselle ulcérés et fistuleux et adénopathie sus-épitrochléenne, également suppurée. De plus, il était porteur d'un lupus de la main dont nous avons donné l'observation au chapitre des tuberculoses cutanées.

Conclusions générales.

Arrivé au terme de notre aperçu de la méthode cuprique dans le traitement de la tuberculose, après avoir esquissé la manière dont le cuivre se comportait dans les différents cas que nous avions soumis à son influence, nous croyons nécessaire de résumer la question et de montrer dans quels cas la médication cuprique présente les plus grands avantages.

Nous pouvons dire tout d'abord que dans toutes les manifestations tuberculeuses récentes, le traitement par les sels de cuivre devra être tenté. Toutes les fois que le cuivre a été mis en présence d'une tuberculose au début, la guérison a été obtenue. Cette propriété du cuivre justifie son application dans une foule d'affections douteuses et surtout dans certains cas où l'individu se trouve en quelque sorte en puissance de la tuberculose. L'action bienfaisante qu'il produit dans la *période prétuberculeuse* de la maladie est un indice important dans les recherches que l'on pourrait faire du côté de l'immunité qu'il serait capable de conférer. L'expérimentation seule nous fixera à cet égard.

S'il n'est pas douteux que la granulation grise soit justiciable de la méthode, lorsque la lésion est plus avancée au point de vue des altérations accessoires, comme par exemple dans le cas d'arthrite tuberculeuse devenue véritable tumeur blanche, l'expérience montre que le traitement cuprique devra être encore appliqué ; la régression sera

plus ou moins lente, mais on l'obtiendra. Pour la tuberculose articulaire, la chirurgie pourra intervenir en appliquant
les appareils d'immobilisation qui permettront de mainte-
nir le membre en bonne position. L'association du traitement médical et de l'immobilisation dans les cas invétérés
ne pourra que hâter la guérison ; l'immobilisation après la
disparition de la douleur et des fongosités sera même une
préservation contre le retour possible des accidents, au
même titre du reste que la continuation pendant un certain
temps de la médication cuprique.

En est-il de même pour les cas où la lésion tuberculeuse
plus avancée se trouve déjà en voie de ramollissement et
menace de suppurer ?

Les ganglions qni sous l'influence d'une poussée aiguë
sont sur le point de s'ouvrir au dehors peuvent se cicatriser au moyen du traitement cuprique ; mais dans ce cas,
la guérison est obtenue au bout d'un temps relativement
long et à la suite de l'effraction des téguments il reste une
cicatrice plus ou moins apparente. Nous pensons que l'intervention chirurgicale est alors préférable, puisque par le
curettage elle débarrasse d'un seul coup l'organisme d'un
foyer qu'il faudrait éliminer quand même. Lorsqu'on constate la présence d'un abcès froid plus ou moins volumineux, la question devient discutable. Nous avons vu que
l'abcès ganglionnaire pouvait se résorber. L'expectation
dans ce cas nous paraît devoir être la règle ; il sera toujours temps d'intervenir si l'élimination devient nécessaire.

L'articulation qui suppure ne devient pas pour cette
raison justiciable d'une intervention chirurgicale très ac-

tive, avant l'apparition des fistules. Lorsque les fongosités sont en voie de ramollissement, on peut tenter encore d'appliquer le traitement cuprique à doses minimes en surveillant attentivement la lésion. C'est ce que nous avons fait à Berck à propos d'une tumeur blanche du genou. Avant de commencer le traitement, l'articulation était déjà énorme, des veines se dessinaient sous la peau ; les fongosités étaient mollasses ; il y avait de la fièvre. Après deux injections très faibles, la sédation de ces symptômes alarmants ne se produisant pas, nous nous sommes abstenu, de peur d'envenimer le mal. Mais lorsque l'abcès froid est formé, qu'il est manifestement sensible sous la peau, nous proposons de le ponctionner autant de fois qu'il sera nécessaire, tout en agissant d'autre part avec les sels de cuivre.

Ces mêmes réflexions peuvent s'appliquer à la tuberculose osseuse ; il est évident qu'on préfèrera toujours une méthode qui fera disparaître le mal sans laisser de traces, quand il s'agira d'une partie découverte du corps, même au prix d'une attente plus longue de la guérison, et que dans certains cas où la situation de la lésion osseuse ne pourra être complètement élucidée, le traitement cuprique sera la méthode de choix et devra tout d'abord être tenté.

A cette période de ramollissement des tubercules dans les manifestations dites chirurgicales de la tuberculose, correspond le deuxième degré de la phthisie pulmonaire ; et s'il est assez aisé de formuler des conclusions dans le premier cas, l'incertitude devient plus grande dans le second. Bien que le plus souvent l'amélioration soit incontestable à la suite du traitement cuprique, on ne peut affirmer que l'on obtiendra la guérison. Nous avons donné en temps opportun les causes de cette impuissance relative. Ici cependant il ne faut pas condamner la médication cuprique ; mais on appellera à son aide tous les moyens capables de relever un organisme affaibli ; parmi ces moyens, l'hygiène nous paraît être le plus puissant et l'on ne peut que s'applaudir des efforts tentés dans ce but depuis plusieurs années. Nous n'avons pas l'intention d'entrer dans de plus grands développements sur ce sujet ; mais nous nous permettrons de faire une remarque : c'est que, aujourd'hui que la contagion de la tuberculose n'a plus besoin d'être démontrée, il nous paraît assez contradictoire de rassembler en un seul point un nombre considérable de tuberculeux, présentant au bacille un terrain déjà infecté et par conséquent admirablement disposé pour de nouvelles infections. Les agglomérations de phthisiques et de scrofuleux, malgré les avantages réels que l'on y trouve, ne nous paraissent pas être le dernier mot de la science.

Lorsqu'il existe des ulcérations et des fistules, il faut envisager les différents cas qui peuvent se rencontrer.

Pour les ulcérations ganglionnaires, il ne peut y avoir de doute. Le plus souvent multiples et situées sur des parties découvertes, elles devront être traitées par le cuivre *intus et extra* ; il se produira des cicatrices, mais ces cicatrices seront préférables à celles trop étendues que nécessiterait l'intervention chirurgicale. Nos observations montrent quelle surface ces ulcérations peuvent occuper et quelle importance il aurait fallu donner à la plaie opératoire pour obtenir leur disparition complète.

S'il s'agit des arthrites suppurées avec fistules, on sait qu'il existe toute une période pendant laquelle, avant de se décider à une intervention, on peut encore espérer la réparation. Lorsqu'en effet l'état général du malade est bon, que la suppuration est peu abondante, que le nombre des fistules est restreint et qu'il y a tout lieu de supposer que la lésion est assez localisée, le cuivre peut encore rendre de grands services ; nous avons vu que dans ce cas nous avions employé les lavages du foyer, mais il semble que l'on pourrait également agir par la voie hypodermique au moyen de petites doses. Lorsqu'on a affaire à de grands délabrements, avec suppuration considérable et mauvais état général, la chirurgie active doit reprendre ses droits.

Quant aux ostéites tuberculeuses avec fistules, si la lésion est bien limitée et peu considérable, et peut entraîner à la suite d'une intervention un traumatisme sérieux, il est évident que l'on donnera la préférence à la médication cuprique qui sera peut-être plus longue à arriver au même résultat que le bistouri et la curette, mais qui mettra à l'abri d'une généralisation possible à la suite de toute opération et ne privera pas le squelette d'une de ses parties essentielles. La pusillanimité du malade et sa crainte de l'instrument tranchant pourront également entrer en ligne de compte. Dans les cas plus graves, il faudra se baser sur l'importance de la lésion, la présence de séquestres, la durée probable du traitement et se résoudre à l'intervention, une trop longue attente pouvant être préjudiciable au malade.

Mais il est toute une série de tuberculoses osseuses où la chirurgie jusqu'à présent est demeurée impuissante ; quand la lésion siège trop profondément, comme c'est le cas dans la tuberculose vertébrale, le traitement conservateur reprend l'avantage, malgré lui, il est vrai. Nous ne pouvons à l'état actuel de la question, nous appuyer sur des faits convaincants ; mais ce qui nous a été possible d'obtenir pour une arthrite suppurée ne nous paraît pas au-dessous de la vérité pour les ostéites ; les lavages cupriques du foyer, au même titre que ceux qu'on pratique avec l'acide phénique, peuvent diminuer notablement la suppuration et peut-être en tarir la source.

Lorsque la chirurgie active entre en scène, est-ce une raison pour mettre complètement de côté le cuivre et ne plus s'en occuper ? Ne peut-il donc pas venir en aide au bistouri et faciliter son intervention ? Les progrès de la chirurgie l'ont débarrassée de la présence des microbes de suppuration et ont réduit l'infection purulente à une sorte de curiosité scientifique ; pour obtenir ce résultat, on s'est adressé à une foule de produits antiseptiques dont l'efficacité n'est pas douteuse contre la suppuration. Mais lorsqu'il s'agit d'une opération portant sur une lésion tuberculeuse, ces mêmes produits sont manifestement insuffisants contre la reproduction sur place ou la généralisation possible du bacille. Ne pourrait-on se servir dans les cas de ce genre d'une solution de cuivre, à un titre assez faible pour éviter l'irritation locale, qui balayerait la plaie opératoire jusque dans ses moindres recoins, l'extirpation de la lésion une fois faite ? Nous avons vu notre maître, M. le Dr Ménard, panser ainsi une plaie après l'extirpation d'un ganglion tuberculeux ; il s'est servi dans ce cas de vaseline à l'acétate de cuivre au 1000e, le seul produit cuprique qui se trouvait sous la main à ce moment ; il n'y a eu aucun accident ni aucune

complication, et la cicatrisation s'est effectuée normale-
ment.

Cette manière de faire présenterait en outre un autre
avantage. Il est possible que pour une raison ou pour une
autre, le chirurgien ne puisse enlever toutes les parties
malades ; en un point quelconque, il reste quelques éléments tuberculeux, mais du fait de l'intervention, la lésion
est réduite au minimum. Le cuivre peut achever ce qu'a
commencé la main de l'opérateur et prévenir l'extension du
foyer, en même temps que le retour des accidents. Ici l'injection hypodermique à doses très atténuées peut venir en
aide aux simples lavages.

Nous voyons donc que les sels de cuivre peuvent être
d'un grand secours dans toutes les périodes de l'évolution
tuberculeuse, aussi bien au point de vue des tuberculoses chirurgicales que des formes médicales de la maladie.
Dans le premier cas, on ne peut guère opposer à cette médication que la méthode sclérogène, appliquée surtout au
traitement des tumeurs blanches, et dont M. le professeur
Lannelongue s'est fait le défenseur, tout en reconnaissant
ce qu'il devait à la méthode des injections à effet local de
M. Luton. Si ce dernier n'a pas cru devoir persévérer, pour
ce cas particulier, dans la voie qu'il avait ouverte, c'est
qu'il pensait que ce mode de traitement serait toujours
imparfait. Et lorsqu'il a adopté la médication cuprique contre la tuberculose en général, il a abandonné à ce propos
toute idée d'action topique pour ne plus suivre que l'idée
spécifique, devant laquelle il ne reste plus qu'un milieu in-
défini, où le mal est partout, et dans lequel il importe peu
que le remède soit introduit là ou ailleurs.

Si nous cherchons au point de vue médical quel mode de traitement on pourrait opposer à la médication cuprique, nous ne tarderons pas à nous apercevoir que la thérapeutique antituberculeuse est encore très pauvre. Qu'est devenue la méthode de Koch ? On l'a à peu près délaissée, excepté comme moyen révélateur. Il reste à peine la créosote qu'on emploie un peu au hasard, sans préciser les cas où elle convient. Si à ces faibles ressources on vient à opposer le cuivre, en se conformant aux restrictions admises par nous-même, on conviendra qu'on n'a pas le droit de négliger un traitement dont l'avenir ne peut que confirmer et développer les applications.

Au point où la médication cuprique se trouve aujourd'hui, avec ses tâtonnements et ses imperfections, on peut déjà dire qu'il y a là quelque chose.

TABLE DES MATIÈRES

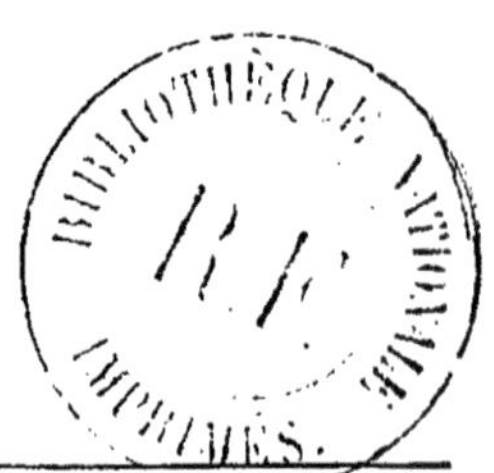

Imp. G. Saint-Aubin et Thevenot, Saint-Dizier (Hte-Marne), 30, passage Verdeau, Paris.

www.ingramcontent.com/pod-product-compliance
Ingram Content Group UK Ltd.
Pitfield, Milton Keynes, MK11 3LW, UK
UKHW021937070726
13614UKWH00001B/490